NOUVEAU TAXIS FORCÉ

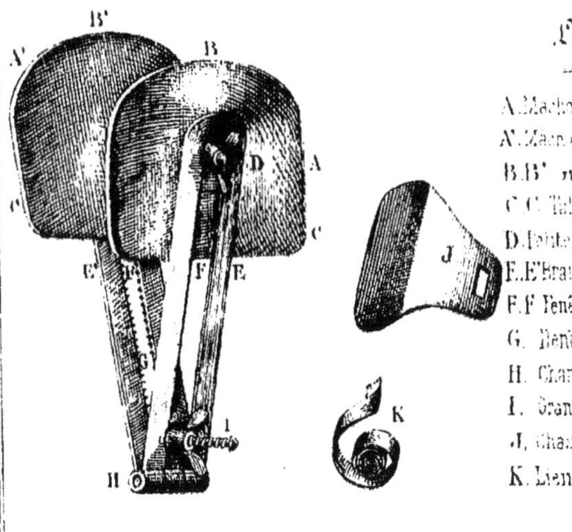

TAXITEUR DU DR HENRY BADIOLE
(Reduction forcée des Hernies étranglées)
Legende.
A. Mâchoire (face convexe)
A'. Mâchoire (face concave)
B.B' Jugule
C.C. Talon des Mâchoires
D. Petite vis articulaire
E.E' Branches fenêtrées
F.F Fenêtres à coulisse
G. Dentelures d'arrêt
H. Charnière définitive
I. Grande vis de pression
J. Chasse-hernie
K. Lien de demi-ceinture
LITH. LEFRANÇOIS TARBES.

TAXIS FORCÉ

OU

RÉDUCTION DES HERNIES ÉTRANGLÉES

PAR

DILATATION FORCÉE INDIRECTE

ET DU

TAXITEUR

NOUVEL INSTRUMENT DESTINÉ A LE PRATIQUER

PAR LE

Docteur Henry BADIOLE

ANCIEN INTERNE DES HOPITAUX, MEMBRE DE PLUSIEURS SOCIÉTÉS SAVANTES

Non professoris crimen si quod artis est

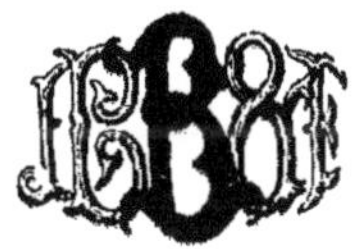

PARIS

J.-B. BAILLIÈRE ET FILS, LIBRAIRES-ÉDITEURS

Rue Hautefeuille, 19

—

1879

PRÉFACE

L'étranglement des hernies, envisagé au point
de vue de son traitement, a été, pour un grand
nombre d'expérimentateurs, le sujet de recher-
ches si fécondes et si bien approfondies, qu'on
ne peut, en abordant cette question après eux,
se défendre de la crainte de montrer quelque té-
mérité, surtout lorsqu'on entreprend la tâche
difficile de l'examiner sous un nouveau jour.

Après les précieuses découvertes qui se sont
produites jusqu'ici, dans le but de remédier à
un accident aussi commun et aussi grave que
les étranglements herniaires; après les remar-
quables travaux auxquels elles ont donné naissance, il est périlleux, en effet, pour un praticien
obscur, de venir rompre pour ainsi dire avec la
tradition, en essayant d'innover un mode de
traitement comme réalisant un progrès sur la
méthode classique. Mais n'est-il pas juste, et ne
faut-il pas au progrès que le mérite d'une inno-

vation puisse se passer quelquefois de l'autorité de l'innovateur ? Telle a été ma pensée, et en publiant cet opuscule, où n'auront peut-être pas été vaincues toutes les difficultés de l'écrivain, je n'ai voulu que faire connaître dans ses détails et ses développements une découverte qui m'a paru intéresser au plus haut point l'humanité.

Si l'on compare le tribut de mortalité qui incombe à la kélotomie avec les insuccès dus au taxis forcé pratiqué d'après les règles ordinaires, il y a lieu d'être effrayé du résultat, et de déplorer dans ces deux procédés aussi bien le danger de l'un que l'inefficacité de l'autre. D'un autre côté, combien de hernies étranglées auraient pu échapper à l'opération grave du débridement, si, au lieu de manœuvres violentes, toujours inséparables du taxis forcé manuel, on avait pu recourir à un mode de taxis moins dangereux et plus sûr, plus apte enfin à réunir les conditions que les auteurs eux-mêmes reconnaissent être indispensables au succès du procédé classique.

Entre l'opération du taxis forcé manuel et celle du débridement, n'y avait-il pas une place pour une troisième méthode non sanglante comme cette dernière et mieux soumise à des lois précises dans son application, ou, si je puis m'exprimer ainsi, plus chirurgicale et plus effective que la première ? Il m'a semblé que là se trouvait une lacune digne d'attirer l'attention des médecins, et cette lacune j'ai tâché de la combler dans la mesure de mes efforts, quand j'ai imaginé un moyen nouveau pour la pratique du taxis forcé.

On s'explique aisément que, livré aux seules ressources des mains, le taxis forcé ait souvent échoué et ait été, par suite, l'objet d'attaques violentes de la part de ses adversaires.

Les meurtrissures graves et les dangers, soit de rupture, soit de péritonite consécutive, dont sont menacées tant de hernies soumises aux violences de ce mode opératoire, suffiraient, au besoin, pour justifier les critiques auxquelles il a donné lieu.

Mais, d'ailleurs, quelle signification donner à ces cas d'étranglements où le taxis, près d'être abandonné, a été suivi de la rentrée subite des parties par le seul fait d'un mouvement brusque et involontaire du patient, et que pourraient signifier ces faits étranges de réduction opérée avec succès par les mains vastes et robustes de certains laboureurs en renom pour ces cures, lorsque, quelques instants avant, le médecin avait dû renoncer au taxis après bien des essais infructueux?

Il serait bien difficile de n'y pas reconnaître que, généralement, les insuccès du taxis sont moins imputables à l'inobservation des règles assignées au taxis, à l'impéritie de l'opérateur, qu'à l'inaptitude des mains, qu'à l'imperfection

de l'outillage classique qui sert à le pratiquer.
De là ma devise : *Non professoris crimen si
quod artis est*, qui ne peut craindre de paraître
illégitime.

Quelque blâmable que me paraisse son mode
opératoire, mon intention n'est pas cependant
de faire le procès au taxis forcé lui-même. Je
suis, au contraire, de ceux qui pensent qu'il est
temps de le relever d'un discrédit immérité, et
qu'on ne saurait se passer, sans préjudice, de son
utile concours ; mais pour lui faire atteindre
réellement son but, une réforme m'a paru s'im-
poser dans la méthode opératoire.

Ici se dressent des difficultés qu'aucune illu-
sion ne saurait me cacher, et jamais, peut-être,
je n'aurais osé entreprendre de les surmonter, si
je n'eusse été soutenu et encouragé par l'exemple de novateurs distingués. Après les progrès
déjà accomplis dans cette voie, et dont Maisonneuve a été, peut-on dire, un des principaux
initiateurs, la découverte du *Taxis instrumental*
pourra espérer peut-être le mérite d'avoir conduit un peu plus loin la thérapeutique chirurgicale des étranglements herniaires.

Je n'ai pas créé cette méthode sans chercher
à l'harmoniser de mon mieux avec le but auquel je la destinais, et, à raison de la fréquence
du désordre auquel elle a à remédier, je me suis
attaché encore à la rendre aussi simple, aussi
facile que possible, et à la mettre ainsi à la por-

tée de tous les praticiens. *C'est quelque chose,* disait Dupuytren, *que d'inventer des méthodes d'opérer ; mais c'est quelque chose, à mon sens, de plus important encore, de les rendre usuelles, en les mettant à la portée du plus grand nombre possible de médecins.*

Ce précepte du grand maître, j'ai tâché de m'en inspirer avec le plus grand soin, et si je l'avais mal observé, ce n'est que les forces qui m'auraient manqué.

Le plan de cet ouvrage est divisé en cinq chapitres :

La première partie du premier chapitre a pour objet l'examen des divers moyens, tant médicaux que chirurgicaux, qui ont été en honneur dans le passé ou qui sont encore employés pour la réduction des hernies étranglées. — La seconde partie de ce même chapitre est consacrée à la critique du taxis forcé, ou plutôt de son mode opératoire, dont j'ai essayé de faire ressortir les inconvénients, les défauts et les dangers, voulant préparer ainsi le lecteur à mieux apprécier les avantages que me paraît offrir l'emploi du *Taxiteur*.

Dans le deuxième chapitre sont exposées quelques généralités relatives au mécanisme, au mode d'action et aux avantages théoriques du *Taxiteur,* avec une observation personnelle à l'appui.

La description de l'instrument et de son manuel opératoire fait ensuite l'objet des deux chapitres suivants.

Enfin, un dernier chapitre est réservé aux indications et contre-indications du *Taxis instrumental.*

Dans ce travail, conçu essentiellement au point de vue pratique, et que je n'aurais jamais injurié d'une grande préface sans le grand besoin d'indulgence que j'éprouve, je me suis attaché à ne pas oublier que j'écrivais pour des praticiens dont il faut laisser le temps aux malades. Le lecteur y remarquera bien parfois certaines répétitions, mais elles trouveront leur excuse, je l'espère, dans l'intention que j'ai eue de fixer son esprit sur quelques points spécialement importants.

Si j'ai réussi à faire avancer d'un petit pas l'art de guérir et à me rendre utile aux malades, mon but sera pleinement atteint; mais n'eussé-je que planté un nouveau jalon pour l'avenir, qu'il me resterait du moins cette dernière satisfaction, qui est aussi la meilleure du médecin, celle d'avoir acquitté la dette de mon humble expérience envers la science et l'humanité.

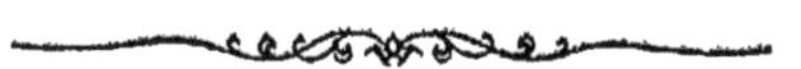

NOUVEAU TAXIS FORCÉ

CHAPITRE PREMIER

CONSIDÉRATIONS SUR LES DIVERS MODES DE RÉDUCTION DANS LES HERNIES ÉTRANGLÉES EN GÉNÉRAL, ET SUR LE TAXIS FORCÉ EN PARTICULIER.

La thérapeutique des étranglements herniaires est un des problèmes dont les chirurgiens se sont préoccupés de tous les temps ; aussi comprend-on aisément qu'elle ait varié autant que les opinions théoriques qui se sont succédé aux diverses périodes de son histoire. Chaque théorie nouvelle a donné naissance à un certain nombre de procédés auxquels se rattachent sans doute des noms illustres, mais dont les résultats n'ont pas toujours répondu aux espérances de ceux qui les avaient conçus. S'il en est quelques-uns qui, malgré leur insuffisance, ont rendu parfois de réels services, il faut convenir aussi que la plupart, reconnus inutiles ou dangereux par l'expérience, ont été à juste titre bannis de la pratique chirurgicale et ne méritent plus guère aujourd'hui qu'un intérêt historique.

On sait que de tous les accidents qui peuvent compliquer une hernie, le plus redoutable est sans contredit l'étranglement. Tous les auteurs s'accordent à considérer la hernie étranglée comme une maladie très-grave, souvent mortelle. Aussi conseillent-ils généralement, dès qu'on l'a reconnue, de ne pas perdre de temps, et de chercher à obtenir sa réduction ou à faire cesser l'étranglement. Après être tombés d'accord sur la nécessité d'une intervention rapide et plus ou moins énergique, pouvaient-ils s'entendre de même sur le choix des moyens à opposer à l'étranglement ? Evidemment non. Tant d'opinions ont été émises sur le siège et la nature des agents de l'étranglement, tant d'hypothèses ont été imaginées pour en expliquer les causes immédiates, que les moyens de réduction devaient naturellement se multiplier à l'infini. Cette variété, ce luxe de procédés dont la thérapeutique s'est enrichie, grâce à l'observation clinique et aux progrès de l'anatomie et de la physiologie pathologique, n'a pas le plus souvent d'autre résultat que de laisser l'opérateur indécis en présence d'un accident extrêmement grave, où le moindre retard peut avoir pour le patient les plus funestes conséquences. C'est qu'en effet le défaut commun aux diverses méthodes de traitement est de s'attaquer plutôt aux effets qu'à la cause réelle de la constriction, de faire perdre un temps souvent précieux et de diminuer d'autant les chances de succès de l'opération, dès qu'elle devient indispensable, en exposant les viscères herniés à des lésions beaucoup plus graves que celles qu'ils présentaient au début. Pour certains auteurs, Richter et Callisen entre autres, il suffirait de combattre la tendance inflammatoire, la douleur, le spasme, etc., comme si l'on pouvait ainsi amener un relâchement suffisant des tissus fibreux ou musculaire pour espérer de vaincre l'étranglement et de faire rentrer les parties herniées dans la cavité abdominale. Un mode de traitement ainsi conçu paraît-il rationnel ? N'est-on pas en droit de lui reprocher de s'appuyer sur une idée fausse, de s'adresser à l'effet bien plus qu'à la cause, aux conséquences et non au principe ? Si l'on compare les résultats. obtenus par les méthodes les plus répandues en dehors de la kélotomie, on ne tarde pas à se convaincre qu'elles tendent toutes à peu près au même but : agir par des moyens plus ou moins nombreux, tantôt sur l'élément musculaire pour en tenter la résolution, tantôt sur l'anse intestinale et le sac péritonéal, de façon à en réduire le volume, ou bien enfin sur l'intestin pour solliciter de ce dernier des contractions qui puissent être favorables à la réduction.

Pour mieux apprécier la valeur des moyens employés jusqu'ici, il y a lieu de distinguer tout d'abord les étranglements dus à des phénomènes d'ordre vital *(congestion inflammatoire)* et ceux dont la cause est au contraire purement mécanique. Contre les étranglements d'origine inflammatoire, on a surtout préconisé la médication dite antiphlogistique : émissions sanguines, locales et générales, bains prolongés et cataplasmes. Je me garderai de vouloir contester à cette médication les quelques bons effets qu'on a pu en retirer ; il est possible que dans certains cas elle ait déterminé une déplétion sanguine salutaire, qu'elle ait même calmé un peu la violence des douleurs et produit parfois un relâchement favorable, mais, à mon avis, son action doit se borner là. Il existe une classe d'étranglements où l'apparition des symptômes est subordonnée à un état congestif des viscères herniés, dépendant lui-même d'un obstacle mécanique, je veux parler de ces étranglements lents qui ne se montrent que

quelque temps après la sortie de l'intestin et que pour
cette raison on est convenu d'appeler étranglements consécutifs. Dans ce cas, on n'est plus en présence d'une
congestion active, de nature inflammatoire ; la tuméfaction qui se produit est due à un arrêt de la circulation
veineuse; elle est donc susceptible de céder, sinon totale-
ment, du moins en partie, à l'emploi des émissions sanguines, des cataplasmes, des bains et des réfrigérants.
Nulle part ces moyens ne sont mieux indiqués et ne peuvent rendre de plus grands services, car, si l'on retranche
cette stase sanguine, on détruit, dans une certaine mesure,
une des causes médiates de l'étranglement. Je dois ajouter qu'il ne faudrait pas cependant trop compter sur leur
efficacité, si l'on n'avait que cette ressource pour opérer
le relâchement de l'ouverture abdominale.

Ce ne sont pas là du reste les seules causes de l'irréductibilité : celle-ci peut tenir encore à d'autres circonstances,
notamment à l'accumulation des gaz ou des liquides dans
l'intestin. De la connaissance de ce fait sont nés des procédés plus ou moins ingénieux, à l'aide desquels on espé-
rait, en combattant la distension de l'anse intestinale, se
débarrasser du seul obstacle qui s'opposât à la réduction.
C'est cette considération qui, comme on sait, suggéra à
O. Beirn l'idée d'introduire par le rectum une sonde
analogue à la sonde œsophagienne, dans le but de vider
le bout inférieur de ses gaz et de déterminer ainsi une
évacuation utile du côté de l'anse herniée. Je ne m'arrête
pas davantage à un procédé que l'expérience a condamné
depuis longtemps, et je passe à un autre moyen mécanique
plus digne de remarque, quoique également abandonné;
je veux parler de la ponction de l'intestin par un petit
trocart. Ce serait à tort qu'on verrait dans la ponction

simple autre chose qu'un moyen illusoire ou dangereux, car, comme le fait remarquer Nélaton, *de deux
choses l'une : ou l'ouverture sera très-petite, alors il ne
sortira rien ; ou elle sera plus grande, on s'expose alors,
après la réduction, à un épanchement dans la cavité
abdominale.* Il faut convenir cependant que l'idée de
ponctionner l'intestin n'a pas dû être étrangère à la découverte d'un procédé récent, très en honneur aujourd'hui,
l'aspiration, et à ce titre, peut-être, la ponction ne méri-
te-t-elle pas tout-à-fait l'oubli dans lequel elle est tombée.

On a eu également recours à l'emploi des réfrigérants,
tels que l'eau froide, l'eau vinaigrée, la glace, etc., à
cause de la propriété qu'ils ont de diminuer l'afflux des
liquides d'une part, et de condenser d'autre part les gaz
contenus dans la hernie : de là une diminution de volume
de la tumeur, et, par suite, une réductibilité plus grande.
Mais en même temps, sous l'influence du froid, la peau se
crispe, le scrotum subit une réduction qui, jointe à la
compression que le fond du sac une fois dilaté exerce vers
le collet dans son retour sur lui-même, contribue à augmenter le plissement de la muqueuse intestinale et à obli-
térer par conséquent davantage les orifices des deux bouts.

L'aspiration par l'appareil de Dieulafoy est assurément
le moyen le plus sûr et le plus rapide pour donner une
issue facile aux gaz, et chaque fois qu'on est en présence
d'une entérocèle, qui reconnaît pour cause unique la présence dans l'intestin d'une quantité de gaz un peu considérable, on a pu y recourir utilement.

Mais l'irréductibilité est quelquefois plus complexe dans
ses éléments.

Outre la distension de l'anse étranglée, des causes multiples, telles que la sortie du mésentère, de l'épiploon avec tassement de ces organes dans la cavité du sac, peuvent encore concourir à la produire. En vidant l'intestin de son contenu gazeux, on obtient toujours une diminution dans le volume de la tumeur : chaque fois néanmoins qu'une portion de mésentère ou d'épiploon participe en même temps à l'étranglement, ce moyen ne peut avoir qu'une valeur relative et doit être considéré comme insuffisant.

Après l'aspiration, je suis amené naturellement à parler de la grande ventouse si connue des paysans russes, à cause d'une certaine analogie que paraissent présenter entre eux leurs modes d'action. C'est, comme on sait, une grande marmite qu'on applique sur la paroi abdominale, après avoir préalablement dilaté l'air qu'elle contient par la chaleur. Il se produit alors une véritable aspiration de la paroi abdominale en vertu de laquelle les viscères se précipitent au fond du vase. Le premier effet est donc un effet aspiratif donnant lieu à une sorte d'éventration vers la cavité de la marmite, et provoquant ainsi un déplacement brusque des organes abdominaux ; ceux-ci sont comme attirés de dedans en dehors avec violence, et la traction qu'ils subissent suffit quelquefois à dégager l'anse déplacée. D'un autre côté, par le seul fait de l'application de la marmite, par l'action pressive de ses bords, ou détermine souvent un relâchement par fatigue musculaire qui peut faciliter beaucoup ce résultat. A ne considérer que ces deux avantages, il y aurait lieu de s'étonner et de regretter à la fois que l'usage des marmites russes ne se soit pas répandu chez nous. Mais leur efficacité est loin d'être égale dans tous les cas. Tantôt, en effet, la traction de l'intestin est impuissante à vaincre la résistance de l'anneau fibreux, tantôt au contraire elle est portée trop loin, et la section de ce viscère peut en être la conséquence, surtout si la constriction de l'anneau est énergique et s'exerce sur des tissus préalablement altérés ou prédisposés à des altérations.

Quelques auteurs cependant semblent vouloir se rallier aujourd'hui à cette méthode : ainsi, depuis les théories récentes de P. Berger et de J.-A. Korteweg (1) (Allemagne), relativement au rôle du mésentère dans le mécanisme de l'étranglement herniaire, on a conseillé d'opérer au début des tractions sur le mésentère et sur le bord mésentérique de l'intestin par des pressions exercées sur la paroi abdominale. Dans la pensée de ces auteurs, le mésentère qui s'insère à l'anse étranglée jouerait un rôle important dans la production de l'étranglement; il suffirait donc de combattre la tension mésentérique pour permettre aux gaz et aux liquides de circuler librement. Pour mon compte, je ne crois pas que les tractions qu'on a proposées à cet effet soient suffisantes et surtout assez directes pour agir efficacement. Que peuvent faire d'ailleurs une ou plusieurs tractions contre un étranglement très-intense coïncidant par exemple avec un état spasmodique des muscles de l'abdomen?

On a voulu aussi utiliser le pouvoir que possède l'intestin de se contracter sous l'influence de certains agents; de là des procédés nouveaux que l'on peut ranger sous une méthode unique, la méthode perturbatrice. Au pre-

---

(1) Beitrag zur Frage der Brucheinklemmung (*Mécanisme de l'étranglement herniaire*), par J.-A. Korteweg.

mier rang de cette médication figurent les purgatifs sous forme de lavement ou de boisson. Leur emploi peut être utile dans des cas malheureusement trop nombreux où le diagnostic reste douteux ; mais en présence d'un étranglement certain, il n'y a aucun avantage à y recourir ; l'intestin ne continuera pas moins d'être étranglé après l'administration de plusieurs purgatifs; souvent même leur effet sera très-préjudiciable aux malades à cause de la perte de temps qu'il aura occasionnée. Est-ce aux lavements glacés, aux douches, aux ablutions froides, aux frictions à l'huile de croton, qu'on devra donner la préférence comme moyens perturbateurs? A vrai dire, ceux-ci ne méritent pas une plus grande confiance, et leur inefficacité est suffisamment démontrée par les nombreux insuccès auxquels ils ont donné lieu. On peut en dire autant des réfrigérants employés sous toutes les formes, malgré la vogue dont ils jouissent actuellement, et que paraît justifier jusqu'à un certain point la diversité de leurs modes d'action.

De même qu'à l'étranglement, de provenance inflammatoire, on a opposé la médication dite antiphlogistique, les partisans de l'étranglement spasmodique ont préconisé à leur tour la médication antispasmodique, soit seule, soit associée aux purgatifs, comme Richter, Heberden, en avaient l'habitude. L'opium, la jusquiame et la belladone, administrés en onctions, potions et lavements, jouissent encore aujourd'hui d'une grande faveur auprès d'un grand nombre de praticiens. Il n'en est pas de même des lavements de tabac et des insufflations de la fumée de cette substance dans le rectum, moyens dangereux dont l'emploi est à peu près abandonné, quoiqu'il ait été fort vanté par Heister, Pott, Lawrence et Cooper.

On doit reconnaître cependant que tous ces agents ont été remplacés avantageusement par le chloroforme, qui a sur eux l'immense avantage de supprimer presque instantanément la douleur, l'un des obstacles de la réduction.

L'anesthésie locale par les pulvérisations d'éther, au moyen de l'appareil de Richardson, paraît avoir rendu aussi de grands services en Angleterre, où elle aurait été appliquée, dit-on, avec succès, de préférence aux inhalations de chloroforme.

Après la chloroformisation et l'anesthésie locale par l'éther pulvérisé, a surgi dans ces derniers temps une méthode nouvelle basée encore sur ce même principe, que la suppression de la douleur entraîne nécessairement la cessation du spasme : c'est la méthode des injections par la voie hypodermique. Ainsi, l'hydrate de chloral, administré en injections sous-cutanées, paraît avoir donné d'excellents résultats entre les mains de M. le professeur Oré (de Bordeaux). De même, les injections de solution de chlorydrate de morphine, au niveau de la partie supéro-interne de la cuisse correspondant à la hernie, ont été pratiquées avec succès par le docteur Philippe (1), dans deux cas de hernie inguinale étranglée où des tentatives nombreuses de taxis étaient restées infructueuses. Avec des auxiliaires aussi précieux, il est évident que les difficultés de la réduction doivent diminuer notablement, surtout chez les sujets très-surexcitables; mais affirmer qu'ils suffisent à eux seuls pour faire cesser l'étranglement, serait, il me semble, tomber dans l'exagération.

____

(1) *Gazette des Hôpitaux*, 1877, n° 67.

Ici se présente naturellement la question d'examiner ce qu'il faut entendre par étranglement spasmodique, question un peu obscure, à propos de laquelle les chirurgiens ont été et restent encore divisés. D'après Richter et Velpeau, cette variété d'étranglement serait due à la contraction des muscles abdominaux, d'une part, et des anneaux aponévrotiques, d'autre part. Si la théorie de Richter est vraie en ce qui concerne l'action des muscles de l'abdomen, bien des réserves au contraire me semblent devoir être faites relativement au rôle des anneaux. Rien n'est plus contestable, en effet, que l'état spasmodique des anneaux et son influence sur la production de l'étranglement. De ce que la constriction exercée sur l'intestin augmente proportionnellement à l'intensité du spasme, il ne faudrait pas se hâter de conclure à l'intervention active des anneaux, car on s'exposerait à mettre sur le compte de ceux-ci ce qui peut être l'effet de la contraction musculaire. On comprend très-bien que, sous l'influence de contractions spasmodiques répétées des muscles de l'abdomen, la cavité abdominale diminue de capacité, et que de nouvelles anses intestinales soient poussées vers l'orifice au niveau duquel a lieu l'étranglement. D'autre part, étant constitués par des faisceaux fibreux ou par des lames aponévrotiques, les anneaux ne sauraient se comporter de la même façon que de véritables sphincters, puisque ce qui les caractérise et ce qui les distingue essentiellement de ces derniers, c'est l'absence de toute contractilité et, par suite, l'impossibilité absolue de subir aucune diminution dans leur calibre naturel. Mais en raison de la continuité de leurs fibres avec les fibres charnues des muscles, ils peuvent être assimilés aux tendons d'insertion, et, comme tels, offrir une certaine extensibilité d'emprunt, de voisinage. On conçoit dès lors que la contraction spasmodique des fibres musculaires entraîne une tension plus ou moins considérable des anneaux, laquelle devient à son tour une nouvelle cause de difficulté pour la réduction. Si à cela on ajoute enfin l'action que, d'après Cooper, certains muscles abdominaux exerceraient par leur bord inférieur sur le pédicule de la hernie, il devient excessivement simple d'assigner aux muscles et aux anneaux leur véritable rôle pendant le spasme, et l'on est amené naturellement à la conclusion suivante : que de ces deux éléments, le premier seulement intervient d'une façon active, tandis que le second se trouve réduit à un rôle purement passif, contrairement à l'assertion de Richter, et que, malgré la différence de leurs modes d'action, ils concourent l'un et l'autre au même but, savoir, à aggraver l'étranglement, sinon à le produire.

Par ce qui précède, il est donc permis de déterminer déjà la limite où s'arrêtent les effets de la médication antispasmodique. Grâce à l'emploi du chloroforme, et aux injections sous-cutanées d'hydrate de chloral ou de chlorhydrate de morphine, plus de douleur, conséquemment plus de spasme, les parois abdominales tombent dans le relâchement, les anneaux se détendent et reprennent leur extensibilité naturelle. Ce sont là, sans doute, autant d'obstacles de moins à la rentrée de la hernie ; mais, à part les cas malheureusement trop rares où la constriction est très-modérée, on s'exposerait à de grands mécomptes si l'on n'avait que ces moyens, même associés au taxis usuel, pour triompher de la résistance du bord aponévrotique, et dégager ainsi l'anse intestinale herniée.

Après avoir constaté l'insuffisance des divers moyens ou plutôt des diverses méthodes que je viens de passer en revue, faut-il espérer d'être plus heureux en recourant à une médication mixte, si appropriée qu'elle soit au caractère trop souvent complexe des accidents ?

Le problème des difficultés multiples que rencontre la réduction dans les étranglements herniaires, semble avoir été résolu dans la mesure du possible. Williamson , en Amérique; Héring, en Russie , et Hirschel, en Allemagne, ont obtenu les meilleurs résultats de l'emploi combiné de l'opium, de la noix vomique et de l'aconit. A la douleur particulière dans l'espèce et à la rigidité musculaire ils opposaient les deux premiers de ces agents et réservaient le dernier pour la prédominance inflammatoire. On s'explique que cette médication puisse maîtriser la raideur tétanique des fibres musculaires charnues, et donner lieu, par suite, à un certain relâchement des anneaux. A mon avis, ce mode de traitement a dû contribuer assez souvent soit à favoriser la réduction spontanée, soit à faciliter le taxis , et peut être considéré comme un bon auxiliaire de ce dernier. Ses avantages vont plus loin, Il emprunte à l'aconit une action médicatrice des plus efficaces contre les accidents redoutables de péritonite , et, à tous ces titres, je n'hésite pas à le considérer comme une ressource thérapeutique des plus recommandables.

Les divers agents que je viens d'examiner ont sans doute l'avantage de pouvoir répondre à de nombreuses indications ; quelques-uns d'entre eux méritent même une place importante dans le traitement des étranglements herniaires; mais pour compléter leur action, on doit généralement recourir au taxis, opération qui consiste, comme on sait, à repousser les viscères herniés dans la cavité abdominale, à travers l'ouverture qui leur a livré passage.

Il serait trop long de suivre le taxis aux diverses phases de son histoire. En entrant dans de nombreux développements, qui seraient certes amplement justifiés par l'importance du sujet, je craindrais de dépasser les limites que je me suis tracées : aussi me bornerai-je simplement à un court exposé des opinions régnantes sur la valeur de cette pratique.

Le taxis est, en dehors de la kélotomie, le seul moyen classique dont puisse disposer la chirurgie contre les étranglements, et, quand les autres procédés ont été essayés vainement, tout espoir n'est pas encore perdu tant qu'il reste au médecin la possibilité d'y recourir. L'opportunité du taxis étant reconnue, quelles sont les circonstances qui peuvent le faire réussir; où doivent s'arrêter les tentatives de réduction; à quelle variété de taxis enfin convient-il de s'adresser dans un cas donné d'étranglement ?

Ce sont là des questions difficiles à résoudre, et dont la solution est subordonnée au diagnostic. D'ailleurs, la classification qu'on a adoptée relativement aux divers degrés de taxis me paraît être un peu arbitraire. En effet, à quels caractères est-il permis de reconnaître qu'un taxis est modéré, forcé, prolongé ou progressif? Où finit le taxis modéré, où commence le taxis forcé, en quoi le taxis prolongé diffère-t-il du taxis progressif? C'est ce qu'il est impossible de préciser d'une manière absolue. Tout dépend du degré de force de l'opérateur. Ainsi, à durée égale, le taxis pratiqué avec modération, c'est-à-dire sans déterminer de fatigue sérieuse, par deux opérateurs de force différente, ne produira pas dans les deux cas des résultats identiques : le taxis modéré de l'un pourra être le taxis forcé de l'autre, et réciproquement. Quant à la distinction qu'on a voulu établir entre le taxis prolongé et le taxis progressif, elle est encore plus apparente que réelle : ces deux termes expriment des faits distincts en apparence, mais qui n'en sont pourtant pas moins intimement liés l'un à l'autre. Dire que le taxis est prolongé, c'est dire en même temps qu'il est progressif; de même un taxis progressif suppose généralement un taxis prolongé. Quoi qu'il en soit de ces diverses nuances de taxis, celui dont l'emploi a donné lieu aux interprétations les plus variées et qui mérite le plus de fixer l'attention dans le cas actuel, c'est le taxis forcé.

Qu'est-ce que le taxis forcé? On est convenu de désigner ainsi celui qui nécessite de la part de l'opérateur une force considérable et qui détermine assez rapidement la fatigue. D'autres fois, quand la manœuvre doit être continuée pendant une longue durée, le chirurgien fait appliquer les mains d'un ou plusieurs aides sur les siennes : de là l'expression de taxis forcé et prolongé, ou de taxis à 2, 4, 6 mains, etc. Le taxis forcé, après avoir été pendant longtemps vanté outre mesure par les uns et vivement combattu par les autres, est loin de rallier encore tous les suffrages, et les auteurs sont aujourd'hui comme avant partagés sur la question de son utilité. En effet, si ce moyen a quelques avantages, ses dangers sont de beaucoup plus nombreux. On sait avec quelle énergie Franco, J.-L. Petit, Pott, Desault, Richter, Malgaigne, se sont élevés contre les manœuvres violentes dont Lisfranc,

Amussat, Vignolo, Nivet, Gosselin, se sont montrés au contraire les plus chauds partisans. *Il y a des gens, dit Petit, qui se vantent de réduire toutes les hernies ; ils compriment, meurtrissent, enflamment l'intestin, et j'ai toujours fait avec répugnance l'opération aux malades soumis à de pareilles épreuves.*

Vidal de Cassis et Velpeau ne se montrent pas moins sévères dans leur jugement sur ces tentatives violentes de réduction. Tout en faisant ressortir les nombreux accidents auxquels le taxis forcé donne lieu, Vidal de Cassis ne craint pas d'affirmer que c'est à la temporisation et aux manœuvres trop répétées qu'on doit rapporter les neuf dixièmes des insuccès de la kélotomie. Le taxis forcé a eu encore des adversaires sérieux en Richter et Malgaigne. Aux yeux de ces auteurs, le succès du taxis, même pratiqué dans les délais voulus, devait être considéré comme l'exception, son emploi était reconnu comme généralement dangereux, et il ne fallait pas trop compter sur ces cas rares où le taxis, près d'être abandonné après plusieurs essais infructueux, était suivi, par suite d'un mouvement brusque du malade, de la rentrée subite de la hernie. C'est à ce point que Richter était tenté de proscrire complètement le taxis forcé, et que Malgaigne n'admettait le taxis modéré lui-même qu'avec une extrême réserve. Ces craintes, quelque exagérées qu'elles soient pour certains chirurgiens, me paraissent fondées du moins en ce qui concerne l'entérocèle et l'étranglement inflammatoire. Il est en effet hors de doute qu'une hernie déjà plus ou moins enflammée ne peut que s'enflammer davantage sous l'influence de pressions violentes et prolongées ; que si ces manœuvres sont continuées assez longtemps, la gangrène des parties herniées peut même en être la conséquence.

3

Or, ce dernier accident donne lieu en général à un épanchement des matières dans le péritoine et consécutivement à une péritonite suraigüe presque toujours mortelle. Il n'est pas rare non plus de voir la réduction en masse du sac ou de l'intestin, ou le détachement du collet succéder à la pratique d'un taxis immodéré. Cependant, malgré ses inconvénients et ses dangers, le taxis forcé a trouvé des défenseurs non moins recommandables et non moins énergiques que ses adversaires. Amussat et Lisfranc, par exemple, y attachaient une telle importance, que, dans leur enthousiasme pour les manœuvres violentes, ils voulaient qu'on fît le taxis dans tous les cas, quelle que fût l'ancienneté de l'étranglement, à moins qu'il n'y eût des signes évidents de gangrène. Ils conseillent de le continuer pendant plusieurs heures, s'il le faut, de recourir au besoin à un ou plusieurs aides, pour suppléer à la fatigue du chirurgien, dans les cas où les tentatives doivent se prolonger assez longtemps. Cette doctrine, il est vrai, a perdu beaucoup de terrain, même parmi ses partisans, si bien qu'on en est arrivé aujourd'hui à ne plus guère pratiquer le taxis forcé qu'avec l'aide du chloroforme.

L'action anesthésique du chloroforme est considérée généralement comme un auxiliaire puissant du taxis. Il se peut que ce moyen ait réussi quelquefois à favoriser la réduction; mais je ne saurais y voir, pour mon compte, qu'une rare garantie de succès.

Qu'une hernie vienne à s'étrangler sous l'influence d'un léger effort chez un sujet dont les anneaux se trouvent un peu relâchés; que cette hernie se présente du reste avec des caractères de bénignité, sans rougeur, tuméfaction ni douleur, dépourvue enfin de tout signe de lésion du sac ou de l'intestin ; que dans ces conditions, dis-je, la chloroformisation suivie d'un taxis opéré à propos, sans violence, par une pression égale et aussi soutenue que possible, ait pu favoriser la rentrée des viscères herniés, cela n'a rien d'invraisemblable. Mais quand on interroge les faits cliniques, on est bientôt convaincu que, dans la grande majorité des cas, les choses ne se passent pas ainsi.

L'observation apprend en effet que, d'une part, les faits de hernies réduites dans des circonstances aussi favorables sont l'exception ; que, d'autre part, la difficulté que l'on éprouve souvent à découvrir ou seulement à soupçonner des accidents parfois très-graves, en l'absence de tout signe révélateur, a pu donner le change et devenir la source de nombreuses erreurs de diagnostic. Etant donné la prédisposition particulière à l'ulcération ou à la gangrène de l'intestin dont certains sujets paraissent affectés, puisque M. Larrey dit l'avoir vu survenir deux heures après l'étranglement, faut-il s'étonner si l'opérateur le plus habile, le plus expérimenté, ne réussit souvent, après des tentatives entreprises avec de grandes chances de succès, qu'à faire rentrer dans l'abdomen une anse d'intestin ulcérée ou perforée ? La conclusion qui découle de ces considérations est que le taxis gradué et forcé, tel qu'on le pratique aujourd'hui, est condamné à échouer dans la généralité des cas. On ne saurait par conséquent faire à Lisfranc et à Amussat le sacrifice de généraliser cette pratique jusqu'à l'ériger en précepte. Est-ce à dire pourtant qu'on ne doive tenir aucun compte des résultats heureux obtenus par ces deux chirurgiens ? Est-ce à dire qu'après ces cas d'étranglement dont parle Velpeau et dans lesquels un simple mouvement involontaire du patient a suffi à dégager l'intestin au moment où l'opérateur allait renoncer au taxis et se résigner à l'opération, est-ce à dire que le taxis mérite absolument le discrédit où il est tombé et qu'il n'ait pas droit malgré tout à quelque réhabilitation ?

Ses adversaires ont eu certes raison de combattre vivement un procédé trop souvent inutile, parfois même dangereux; mais leurs attaques ne me semblent pas aussi bien fondées quand elles portent, non plus sur le mode opératoire, mais sur l'opération elle-même. Il faut reconnaître que le taxis forcé, considéré en lui-même, est d'une conception heureuse, et que son application serait on ne peut plus louable, si dans le choix du moyen on s'était mieux inspiré du véritable objet de cette opération, qui doit être, non pas d'agir avec des violences déréglées sur les viscères herniés ce qui ne peut qu'exposer aux meurtrissures et aux inconvénients du tassement, mais plutôt de leur frayer une voie en dilatant l'orifice ou le canal qu'ils ont dû franchir avant d'abandonner leur domicile naturel. Ainsi compris, le taxis forcé devrait donc tendre à élargir l'ouverture, à forcer le passage pour ainsi dire sans le secours au moins immédiat de l'intestin et du sac péritonéal. Or, ce résultat peut-il être atteint à l'aide seulement des mains de l'opérateur? Evidemment non. De deux choses l'une, ou bien le taxis sera fait avec modération, et dans ce cas il sera inutile, ou bien il nécessitera des efforts violents, presque toujours infructueux, qui n'aboutiront qu'à compromettre davantage la vie du patient.

Indépendamment de ces inconvénients, est-il possible dans l'opération manuelle de préciser, d'après des règles fixes et invariables, le degré de pression qu'on fait supporter à la tumeur? Comment pourrait-on d'ailleurs rendre cette pression égale, soutenue et progressive, pendant assez longtemps? Ce n'est donc pas l'opérateur mais l'art qui se trouve ici en défaut, et si Celse a pu dire ailleurs avec beaucoup de raison : « *Non artis crimen si quod professoris est,* » on ne doit pas imputer à l'imperfection de l'art la maladresse de l'opérateur, dans ce cas particulier ; c'est la réciproque qui est vraie, et, prenant le sens opposé de la réflexion de Celse, on n'est pas moins autorisé à dire : *Non professoris crimen si quod artis est.*

Le taxis forcé, pratiqué exclusivement à l'aide des mains, doit être considéré comme insuffisant ou dangereux. Les défauts de cette pratique ont été si bien reconnus par Maisonneuve, que cet ingénieux chirurgien a imaginé de faire la réduction au moyen d'une bande de caoutchouc dont il effectue un certain nombre de tours sur la tumeur. La bande élastique de Maisonneuve a incontestablement réalisé un premier progrès dans le taxis forcé ; son principal avantage consiste dans une compression en même temps égale, continue et énergique, qui n'est pas incompatible avec l'intégrité de l'intestin, mais son emploi n'est pas sans quelques inconvénients. En effet, les matières intra-intestinales qui sont chassées vers l'orifice naturel, en vertu de l'action *a tergo* résultant de la disposition des tours de bande, ne peuvent être utilisées pour la dilatation qu'autant que la bande enveloppe complètement la tumeur ; celle-ci se trouve donc revêtue d'une sorte de manchon élastique qui la comprime également de toutes parts. Cette compression ne peut se produire sans intéresser plus ou moins les cordons spermatiques, organes d'une extrême sensibilité ; la douleur préexistante se trouve alors augmentée et peut même par son intensité devenir chez quelques sujets un obstacle sérieux à la réduction. La stase sanguine qui s'établit ensuite à cause de la gêne circulatoire doit forcément donner lieu à un peu de turgescence des viscères, immédiatement au-dessous de l'anneau constricteur. On s'explique sans peine que dans les étranglements siégeant par exemple à l'orifice interne, toute la portion de hernie contenue dans le canal soit envahie par la congestion et que cet état congestif ait pour résultat, en augmentant l'intensité de l'étranglement, de diminuer d'autant les chances de réductibilité. D'un autre côté, la graduation insensiblement progressive des forces qu'il serait si avantageux d'obtenir, en vain chercherait-on à la réaliser parfaitement par le procédé de la bande élastique. C'est là, me semble-t-il, un de ses non moindres inconvénients. Autant, en effet, il paraît simple d'augmenter l'action exercée sur la tumeur de celle d'un ou de deux tours de bande complets, autant il est difficile d'y arriver insensiblement par des degrés successifs correspondant à un quart de tour par exemple, ou bien à un demi-tour, à trois quarts de tour, etc. Enfin, la bande de Maisonneuve a le défaut de ne pouvoir être appliquée indistinctement à toute espèce de hernies; son emploi ne convient guère qu'à une seule variété, la plus importante de toutes, il est vrai, la variété des hernies inguinales. Quant aux hernies crurales ou ombilicales, étant en général peu volumineuses, elles doivent échapper le plus souvent à son action. Il faut reconnaître cependant que, malgré ses imperfections, ce moyen est de beaucoup supérieur au taxis manuel et offre sur ce dernier des avantages considérables.

Sous l'inspiration du perfectionnement de Maisonneuve, j'avais conçu d'abord l'idée d'un outillage où, tout en utilisant la bande de caoutchouc, j'essayais de remédier à quelques-uns de ses inconvénients. Il consistait simplement en deux valves formées par chaque moitié d'un tube cylindrique creux, que l'on devait appliquer sur la tumeur herniaire, de façon à en envelopper complètement le fond, et en prenant soin que l'extrémité béante fût dirigée vers le pédicule. La base de la hernie une fois contenue dans le tube, il fallait enrouler la bande autour de celui-ci, en commençant le premier tour au niveau du fond de la tumeur, et se rapprochant ensuite par degrés de l'ouverture herniaire ; c'était là le deuxième temps de l'opération.

A chaque tour de bande correspondait ainsi un déplacement en avant, non-seulement des matières contenues dans l'intestin, mais encore de leur double enveloppe péritonéo-intestinale. Le contenant, aussi bien que le contenu, participait à cette migration. Ce mécanisme ne saurait nous échapper, du moins en ce qui concerne les hernies sèches, ou bien quand il s'agit d'une épiplocèle ou d'une entéro-épiplocèle. A défaut de matières liquides et de gaz, c'est l'épiploon, soit seul, soit associé à l'intestin qui doit être quelquefois refoulé vers la cavité abdominale. Or, la compression de la bande ne suffit pas pour un tel résultat. A ce premier avantage d'être applicable à toute espèce de hernie (entérocèle, épiplocèle, entéro-épiplocèle), mon procédé joignait celui de ne pas trop gêner la circulation sanguine, puisque de chaque côté un intervalle assez grand séparait les deux valves ; pour la même raison, les cordons spermatiques étaient aussi épargnés. Enfin, son emploi pouvait s'étendre aux hernies crurales et ombilicales aussi bien qu'aux hernies inguinales. Cet appareil avait néanmoins le défaut d'être.

un peu difficile à manier et de ne pas se prêter non plus
à une graduation insensible des forces. Ici, comme avec
la simple bande élastique, en présence de l'impossibilité
de procéder par fractions de tour, on était réduit à régler
la progression d'après les différences d'action d'un tour
complet à un autre également complet.

Celui que j'emploie dans ma pratique consiste en un
instrument que j'ai désigné sous le nom de Taxiteur. Celui-
ci n'est qu'une modification du précédent, quoiqu'il en
diffère beaucoup par sa forme et sa structure. Avec lui
peut prendre place dans la thérapeutique chirurgicale
des étranglements herniaires un nouveau mode de taxis,
sous la dénomination de Taxis instrumental, qu'on peut
considérer comme une sorte de trait d'union entre le
taxis manuel et la kélotomie. Il est bon de faire observer
par anticipation que la dilatation, principe fondamental sur
lequel repose le nouveau taxis, ne s'effectue pas directement comme avec les autres procédés connus, mais par
l'intermédiaire des gaz et des liquides ou du paquet épiploïque accumulés à cet effet au-dessous de l'anneau
fibreux.

L'idée de dilater les anneaux n'est pas nouvelle ; il y a
longtemps déjà qu'on avait songé à la réaliser. Divers
agents de dilatation, aujourd'hui tombés dans l'oubli, ont
été tour à tour recommandés, et, on doit le reconnaître,
quelque rationnel que paraisse leur mode d'agir, les avantages réels qu'ils présentent sont de trop peu de valeur
en comparaison de leurs inconvénients.

Parmi les partisans de la dilatation directe, quelques-uns,
entre autres Thevenin, Arnaud, et surtout Leblanc, ont

imaginé des instruments propres à dilater, en agissant le plus près possible du siége de l'étranglement, je veux parler des dilatateurs. Le gorgeret double est sans aucun doute celui qui réunirait les meilleures conditions, puisqu'il met au moins à l'abri de toute lésion des vaisseaux. Seulement, ce moyen ne peut être appliqué lorsque l'étranglement est porté trop loin ; de plus, il est insuffisant dans la plupart des cas et il expose même les viscères à être contusionnés. Faut-il accorder une plus grande confiance au procédé de Seutin, et peut-on espérer d'arriver à un meilleur résultat en introduisant l'extrémité du doigt entre le collet du sac et l'anneau sans inciser les téguments? Non-seulement le doigt est incapable, à travers l'épaisseur des tissus qui le séparent de la hernie, d'aller assez loin pour atteindre un étranglement dont le siége est situé profondément, mais encore, en admettant la possibilité de ce fait, le calibre de l'orifice se trouverait du moins en partie obstrué par la présence du doigt, et cette obstruction partielle, on le comprend, ne pourrait que nuire au passage des matières.

Quant à l'opération sans ouverture du sac, s'il est permis de la rapprocher des deux derniers procédés, en raison de cette circonstance commune aux trois modes de traitement, l'agrandissement de l'anneau, elle n'en constitue pas moins une opération, moins grave sans doute que la kélotomie, puisqu'elle en supprime un temps, l'ouverture du sac, dont les conséquences sont si redoutables, mais qui pourtant n'est pas dépourvue, dans certains cas, de grandes difficultés d'exécution. Du reste, il n'est pas rare de voir l'incision de l'anneau fibreux être suivie presque aussitôt de la rentrée en masse de la hernie, quelquefois même malgré les précautions que l'on aurait prises pour retenir le collet au moyen d'un tenaculum.

Avec le Taxiteur, je tâcherai de le démontrer plus loin, aucun de ces dangers n'est à redouter; la dilatation forcée s'obtient toujours, quel que soit le siége de l'étranglement, d'une façon médiate et continue, sans exposer les organes à des meurtrissures graves; on a en outre l'immense avantage de pouvoir combattre efficacement bon nombre d'étranglements par le collet du sac contre lesquels le procédé de Seutin, ainsi que la dilatation par le gorgeret ou par incision de l'anneau, étaient absolument impuissants, et qui rentraient jusqu'ici dans le domaine de la kélotomie. C'est par là surtout, et je tiens à insister sur ce dernier point, que le Taxis instrumental se distingue des autres modes de taxis et qu'il se montre incontestablement supérieur à eux. Il ne saurait entrer dans mon esprit de vouloir amoindrir l'importance de la kélotomie; celle-ci a des indications précises, bien déterminées, que je me garderai de contester. En cherchant à étendre les limites du taxis, mon but a été seulement de rendre l'opération inutile le plus souvent possible, de lui substituer, chaque fois qu'elle n'est pas absolument indispensable, un procédé moins dangereux et tout aussi efficace, de m'affranchir en un mot, autant qu'il se peut, d'un sanglant tribut, pour emprunter l'expression de M. Béclard, et de marcher ainsi avec le progrès de la chirurgie contemporaine, dont la devise a été si bien résumée par l'éminent professeur en ce seul mot: *conserver*.

CHAPITRE II

DU TAXITEUR. — GÉNÉRALITÉS

Comme nous venons de le voir, dans le taxis forcé manuel, le seul moyen d'action réside dans les mains de l'opérateur que l'on peut doubler, tripler à volonté, il est vrai, à l'aide d'un ou plusieurs aides, quand on a besoin d'une force énergique et prolongée. Dans le taxis par le procédé de Maisonneuve, le moyen d'action est constitué par les bandes de caoutchouc; enfin dans le taxis que je propose sous la dénomination de Taxis instrumental, c'est le Taxiteur qui représente l'agent de réduction.

Qu'est-ce que c'est que le Taxiteur? Par la forme de sa partie valvaire il rappelle assez bien une tête de crapaud dont la gueule s'ouvre et se ferme, selon le besoin, pour saisir et expulser par une espèce de vomissement les parties herniées. On retrouve dans l'ensemble de sa construction le résumé de tous les éléments d'action qui concourent ordinairement à produire les hernies. Ainsi, les parois et la cavité abdominales se trouvent représentées par deux valves à cavité déterminée, qui laissent à leur

bord antérieur, même dans leur plus grand rapprochement, un orifice béant destiné à correspondre avec les
ouvertures inguinale, crurale ou ombilicale, dans le cours
de la réduction. — La force musculaire des parois abdominales, qui sert à expulser de dedans en dehors les
parties susceptibles de déplacement, et à produire ainsi des
hernies diverses, est reproduite et peut être dépassée par
la grande vis de pression, partie essentielle de l'instrument dont l'action transmise aux valves par l'intermédiaire des tiges est chargée de refouler les organes herniés,
d'élargir irrésistiblement le passage qui les tient captives
et de les ramener à leur lieu de départ. — *E naturæ
præceptis sapienter agitur,* telle est la pensée, on le voit,
dont je me suis surtout inspiré quand j'ai entrepris d'introduire dans la thérapeutique des étranglements herniaires un nouveau moyen de taxis, que l'on peut considérer
comme un agent de dilatation indirecte copié sur la
nature. Le Taxiteur, en un mot, n'est qu'un instrument
dont le rôle est d'effectuer un contre-effort et d'agir comme s'il fallait donner lieu à une hernie dans le sens
opposé à celui de la hernie qu'il s'agit de combattre.
Sous l'empire de sa force expulsive, l'agent de constriction se trouve pressé fortement et sans relâche, soit
par les gaz et les matières intra-intestinales, comme cela
arrive dans l'entérocèle, soit par des tissus, comme dans
l'épiplocèle ; il ne saurait résister à raison de son extensibilité naturelle à cette pression que dirige et augmente,
selon le besoin, l'action continue et progressive exercée
par l'instrument. C'est donc en utilisant les éléments
mêmes qui entrent dans la composition de la tumeur
herniaire qu'on obtient la dilatation indirecte dont je viens
de parler et dont ne peut jamais se passer le taxis forcé
pour se montrer efficace. Il est souvent arrivé au taxis

forcé par le procédé manuel d'aspirer inutilement au
même but. La main de l'opérateur, comme paralysée de
fatigue au bout d'un certain temps, était bien des fois
obligée de suspendre ses efforts juste au moment où
deux ou trois pressions de plus eussent suffi pour vaincre
l'étranglement. De cette première tentative il ne restait
guère que les nombreuses meurtrissures résultant des
pressions digitales qui avaient été exercées. L'opération
recommençait une fois, deux fois, trois fois et au-delà, et
ce n'était le plus souvent que pour préparer une péritonite mortelle ou réserver à la kélotomie un intestin gangrené ou déchiré. Grâce à l'action soutenue dont peut
disposer le Taxiteur, et grâce aussi à la pression étendue
et graduelle qu'il met à la place des pressions digitales,
toujours ponctuées et saccadées, dont les forces se dépen-
sent en pure perte par suite de directions nécessairement
détournées du point de l'étranglement, il ne peut être
tenu compte de ces inconvénients et de ces dangers que
pour savoir les éviter. Tel est un des principaux avantages du taxis forcé pratiqué au moyen du Taxiteur, et dont
les règles feront l'objet d'un chapitre spécial.

Quoique généralement condamné, le taxis forcé, si on
le dégage ainsi de ses dangers de meurtrissures et de
déchirures, doit constituer le moyen le plus apte à éviter
l'opération grave et délicate de la kélotomie. Je cite un
exemple à l'appui.

OBSERVATION

En juin 1877, je fus appelé à réduire une hernie intestinale étranglée chez un homme très-vigoureux quoique
avancé en âge, dans son domicile à Tarbes. La hernie,

qui était de date récente et d'origine traumatique, était sortie brusquement sous l'influence d'un effort violent, malgré l'application constante d'un bandage. Au moment de mon arrivée, la scène des symptômes de l'étranglement était complète ; ce qui en rendait surtout l'existence incontestable, c'étaient les besoins fréquents et infructueux d'aller à la selle, et les vomissements caractéristiques de matières fécales. Les accidents duraient depuis douze heures, et ce temps ne s'était pas écoulé sans des tentatives de réduction soit de la part du patient, soit par des mains étrangères. La tumeur était du reste recouverte d'un enduit d'onguent napolitain belladoné qui témoignait que je n'avais pas été le premier appelé.

Depuis neuf heures du soir jusqu'à deux heures du matin je fis plusieurs tentatives de taxis manuel, dont les dernières furent portées à toute l'énergie qu'il convient de donner à ce mode de taxis, mais elles restèrent toutes sans succès et me firent regretter de n'avoir pas emporté mon Taxiteur. La tumeur, quoique fatiguée, révélait encore par sa tension et sa sensibilité que la mortification ne l'avait pas encore atteinte. Ces raisons m'engagèrent à laisser un peu de repos au malade et à la hernie, et je décidai qu'au retour du jour il serait procédé ou au débridement ou au taxis forcé par le Taxiteur. Vers les huit heures du matin, quand je revins auprès de mon malade, tous les désordres avaient marché sans interruption et en s'aggravant à ce point que le pouls et la température avaient baissé considérablement, que le ventre s'était fortement ballonné et était devenu très-douloureux au simple contact de la main. Des sueurs froides, un état syncopal presque permanent, ou plutôt un épuisement de forces qui rendait les vomissements à peu près impossibles, et l'aspect légèrement violacé de la tumeur complétaient ce lugubre tableau ; tout semblait, en un mot, annoncer une mort prochaine. La mortification n'était pourtant pas encore manifeste, puisque la tumeur se montrait encore assez sensible au toucher, mais il n'y avait pas un instant à perdre.

Etait-ce à la kélotomie ou au taxis forcé par le Taxiteur qu'il fallait recourir ? Telle était pour moi la question qui pouvait seule se poser. Après une dernière tentative de taxis manuel aussi énergique que le pouvait comporter la circonstance, mais demeurée encore infructueuse, je résolus de demander au Taxiteur ce qu'il pouvait pour éviter l'opération du débridement ?

L'application du Taxiteur fut faite, et, chose digne de remarque, dix minutes après, il avait suffi de quelques tours de vis pour obtenir une grande diminution de douleur avec la dilatation complète de l'anneau et la rentrée presque immédiate de la hernie. C'était bien un intestin sans lésion et en parfait état qui avait été réintégré dans son domicile, car deux jours après le malade était complètement guéri et se livrait à ses occupations habituelles. Il jouit en ce moment, c'est-à-dire près de deux ans plus tard, d'une santé parfaite.

Ab uno disce omnes, c'est par ce précepte que je terminerai cette observation.

Je pourrais moi aussi remplir des pages de faits à peu près semblables et ayant donné lieu à des résultats non moins heureux, mais j'en ferai grâce à mes lecteurs, persuadé que les longues profusions de faits cliniques particuliers à un inventeur ne servent le plus souvent qu'à rendre celui-ci de plus en plus suspect de partialité intéressée et à infliger des ennuis et des pertes de temps à ceux qui lui font l'honneur de le lire. Du reste, cette manière un peu trop commode de s'apprécier soi-même me semble peu faite pour se faire apprécier par les autres.

En quoi le Taxiteur se montre-t-il encore supérieur à l'emploi de la main dans le taxis forcé ?

Composé de pièces qui sont toutes mobiles les unes sur les autres et qui se démontent une à une, au besoin, le Taxiteur est armé d'une gueule toujours prête à vomir les organes herniés pour les rapatrier dans la cavité abdominale. De la mobilité en tout sens de chacune de ces pièces résultent des variétés et des combinaisons de formes qui entraînent des modes d'action excessivement variés. De là des ressources sans nombre et les aptitudes les mieux assorties à chaque cas particulier.

L'application méthodique de l'instrument donne lieu à une contention exacte de la tumeur ou de la portion de la tumeur qui fait l'objet de la réduction, et la met ainsi à l'abri de toute déchirure. La pression exercée par ses valves est étendue, continue, variable, mais toujours suffisante, et peut être réglée selon chaque besoin. Par suite pas de meurtrissures à redouter et efficacité d'action à volonté. S'agit-il de donner à cette pression une direction propre à aplatir le tube intestinal et à en exprimer ainsi le contenu au bénéfice de la dilatation, et faut-il en même temps pousser l'intestin lui-même dans le même sens? Ce genre de pression combinée dont l'indication est fréquente s'obtient en portant l'allongement de l'instrument jusqu'à sa dernière limite.

Convient-il au contraire d'opposer une sorte d'action anti-vermiculaire à l'action vermiculaire de l'intestin qui entre quelquefois pour une large part dans les difficultés de la dilatation? L'allongement moins complet de l'instrument fournira la disposition spéciale à ce cas. (*Ces deux modes opératoires sont applicables à l'entérocèle.*)

Est-ce une action exercée essentiellement *a tergo*, comme le réclame l'épiplocèle, qu'il convient d'utiliser? C'est par le raccourcissement total de l'instrument qu'on remplira avantageusement le but indiqué. Si l'on a enfin à redouter la rentrée en masse avec persistance d'étranglement, il suffira de retenir la tumeur au dehors à l'aide d'une simple bride, et l'on obviera sûrement à ce danger sans compliquer en aucune façon le manuel opératoire.

Tous ces avantages qui naissent de ressources aussi variées, c'est en vain qu'on les demanderait aux pressions digitales ou même au taxis manuel à 4, 6 et 8 mains. Si l'on considère, d'une part, la multiplicité des causes qui peuvent concourir à la production d'un étranglement et les difficultés de réduction qu'elles font naître, si l'on compare d'autre part la nature de cet ensemble de causes avec la nature des moyens dont dispose le chirurgien, on est obligé de reconnaître son impuissance dans une infinité de cas, sans qu'il soit besoin d'en chercher la preuve dans les résultats cliniques.

Pour ne parler que des causes d'ordre mécanique, je citerai en les puisant aux théories les plus répandues, l'occlusion des orifices des deux bouts par le plissement de la muqueuse intestinale et la formation des replis valvulaires (Roser) ; la tension de la portion mésentérique qui s'insère au bord concave de l'anse étranglée (P. Berger) ; la compression du bout inférieur par le bout supérieur (Lossen) ; la sortie brusque avec coudure de l'intestin (Busch) ; enfin je mentionnerai une autre cause d'étranglement mise en avant par J.-A. Korteweg, dans ces derniers temps, je veux parler de la tension du mésentère avec la production d'un repli de la paroi intestinale, sorte de valvule sous-annulaire qui s'opposerait au retour des gaz et des matières.

Je n'essaierai pas d'apprécier les divers arguments qui ont été invoqués pour ou contre chacune de ces théories. Il me suffira de constater qu'elles reposent toutes sur des faits exacts et également bien observés, et qu'elles peuvent par conséquent s'appliquer toutes à un certain nombre de cas. Que ce soit à l'une de ces causes seulement ou bien au concours de plusieurs d'entre elles que soit dû l'étranglement, on se trouve toujours en présence d'une résistance difficile à surmonter, très-souvent au-dessus des ressources de la main.

Admettons par exemple, d'après la théorie de Roser, que l'obstacle à la réduction tienne surtout au plissement de la muqueuse intestinale et à son application brusque sur les orifices des deux bouts, les premiers efforts du chirurgien doivent tendre à faire franchir dans ce cas cet obstacle par les liquides et les gaz. A cet effet, une pression égale, soutenue, progressive et assez énergique, est absolument indispensable. La difficulté de donner aux doigts une disposition convenable, appropriée exactement à la forme de la tumeur, les différences d'aptitudes à la fatigue qu'on observe d'un sujet à un autre, ou qui varient chez le même sujet suivant l'état du moment, ce sont là les deux raisons principales pour lesquelles cette pression ne peut être ni égale ni soutenue avec le secours exclusif des mains.

D'un autre côté, pour agir efficacement, le taxis devrait être porté à un degré d'énergie qui n'est pas toujours compatible avec l'intégrité de l'intestin, et cependant ce n'est qu'à ce prix qu'on pourrait espérer de triompher à la fc˙ de la résistance valvulaire et de la rigidité de l'anneau, surtout lorsque à celles-ci vient se joindre la présence, soit de matières dures amassées au-dessus du point de constriction soit d'un second étranglement qui peut être produit par l'orifice supérieur du canal herniaire ou par le collet du sac remonté au-dessus de ce canal.

Par le Taxis instrumental, convenablement pratiqué, aucun danger de meurtrissures ou de rupture de l'intestin n'est à redouter ; les inconvénients des manœuvres violentes disparaissent ; en un mot, toutes les conditions reconnues nécessaires pour une pression efficace sont obtenues sûrement, sans fatigue et sans danger : c'est ce qui ressortira, je l'espère, de la description qui va suivre dans les deux chapitres suivants.

CHAPITRE III

DESCRIPTION DU TAXITEUR

Le Taxiteur se compose essentiellement de deux branches réunies à une de leurs extrémités par une charnière terminale et pouvant s'articuler à l'autre extrémité libre avec deux valves, véritables agents de compression destinés à fonctionner à la façon de mâchoires. Cette articulation des branches avec les valves a lieu par l'intermédiaire d'un pivot à vis qui se trouve adapté à la face externe de chaque valve, et que l'on peut faire glisser à volonté dans une fenêtre à coulisse dont se trouve munie chacune des branches. Grâce à une disposition particulière de leur face interne, les valves, en se superposant, laissent entre elles un espace libre, de forme déterminée, dont l'importance est capitale dans le fonctionnement de l'instrument.

Une grande vis de pression peut circuler librement le long de la double fenêtre ; elle permet de régler l'écartement des valves en agissant plus ou moins directement sur celles-ci par le mécanisme des branches. Enfin, le

Taxiteur est accompagné de deux pièces supplémentaires auxquelles on doit avoir recours chaque fois que la tumeur herniaire, en raison de son volume, nécessite pour être contenue un écartement considérable des valves. Ces deux pièces sont désignées sous la dénomination, l'une de chasse-hernie, et l'autre de lien de demi-ceinture. Elles sont destinées à compléter le rôle de contention qui est dévolu aux valves et constituent une sorte de barrière aux parties herniées ainsi qu'aux matières contenues dans l'intestin qui auraient de la tendance à s'accumuler latéralement. Dans ce cas, le chasse-hernie et le lien de demi-ceinture sont adaptés chacun à son côté des mâchoires, le premier en s'articulant avec la valve inférieure, le second à l'aide d'un simple nœud coulant que l'on forme facilement sous les ailes de la petite vis.

Un aperçu général sur la structure de l'instrument, un coup d'œil rapide jeté sur son mécanisme et son fonctionnement, étaient nécessaires pour préparer le lecteur à l'intelligence des détails. Nous passerons maintenant à une description plus intime des diverses pièces qui entrent dans sa composition.

§ I. — *Branches*.

Les branches (voy. pl.) EE consistent en deux tiges aplaties, longues de dix centimètres environ sur deux centimètres de large, à extrémité libre arrondie et réunies à l'autre extrémité par une charnière terminale H. Chacune d'elles est munie, dans presque toute sa longueur, d'une fenêtre à coulisse FF pour le glissement d'une petite vis articulaire D et d'une grande vis de pression I. Les deux fenêtres longitudinales offrent une disposition parfaitement symétrique et se correspondent sur toute leur étendue, quel que soit le degré d'écartement des branches, cette condition de symétrie étant indispensable pour le fonctionnement de la grande vis de pression, comme on le verra plus loin. Relativement à leur largeur, ces mêmes fenêtres se terminent à leur extrémité la plus rapprochée de la charnière par une ouverture de forme circulaire. Une double série de dentelures C sont creusées le long des bords de la fenêtre sur la face externe de la branche inférieure. Ces dentelures, au nombre d'une dizaine par rangée, sont destinées à recevoir un double bec dont se trouve armée la tête de la grande vis. La partie terminale du Taxiteur est constituée par l'emboîtement réciproque des extrémités des branches qui concourent à constituer ainsi une véritable charnière. Les branches peuvent exécuter, au moyen de cette charnière, un mouvement qui leur permet de se rapprocher ou de s'écarter à volonté. D'autre part, les valves se continuant pour ainsi dire avec les branches par un mécanisme sur lequel je reviendrai plus loin, on comprend qu'elles participent à leur tour à ce mouvement. En outre, chaque branche a pour fonction de transmettre à sa valve correspondante un certain degré de pression qu'elle reçoit elle-même de la grande vis. Considérées au point de vue de leur action, les branches constituent donc de véritables leviers dans lesquels la puissance serait représentée par la vis de pression, la résistance par la tumeur herniaire contenue entre les valves, et dont le point d'appui aurait lieu au niveau de leur articulation avec les valves. D'où il suit que leur action sur les valves sera d'autant plus efficace qu'elle sera plus directe, c'est-à-dire que la puissance sera plus rapprochée du point d'appui.

Cet aperçu du mécanisme des branches nous montre l'importance du rôle qu'elles ont à remplir dans le fonctionnement du Taxiteur. Nous venons de voir en effet qu'elles ont pour triple fonction : 1° de servir de porte-valves; 2° de permettre à la grande vis de se mouvoir librement dans la fenêtre à coulisse; 3° de transmettre, enfin aux valves l'action exercée par la vis de pression.

§ II. — *Grande vis.*

La grande vis de pression, ainsi appelée par opposition à la petite vis articulaire, est composée simplement d'une tige à vis et d'un écrou solide à grandes ailes.

La vis proprement dite, longue environ de cinq centimètres, est légèrement aplatie dans le sens transversal et se termine à chacune de ses extrémités par une tête de forme cylindrique. Elle se présente sous l'aspect d'une vis ordinaire à laquelle on aurait fait préalablement une section latérale; il en résulte une modification particulière dans sa forme ainsi que dans la disposition du filet. En effet, au lieu d'être comme d'ordinaire complètement cylindrique, elle offre un aplatissement assez appréciable sur les côtés : d'où la présence de quatre faces, dont deux antérieure et postérieure et deux latérales.

De même pour le filet, sa continuité ne s'observe pas sur tout le pourtour de la vis, mais il est interrompu aux faces latérales, de façon à ce que celles-ci devenues lisses soient par suite plus aptes à glisser le long des parois de la fenêtre. A l'extrémité inférieure on remarque la présence d'une double arête, espèce de crochets qui surmontent la tête en regard des faces latérales. La tête

ainsi armée de ses deux arêtes peut facilement pénétrer
dans l'ouverture que nous avons déjà signalée à l'extrémité de la fenêtre.

Pour que la vis puisse passer ensuite de l'ouverture
dans la partie plus étroite de la fenêtre qui lui fait suite,
il faut qu'elle présente ses faces antérieure et postérieure,
l'une en avant, l'autre en arrière, et que ses faces latérales se mettent en contact avec les parois correspon-
dantes de la double fente longitudinale. Il est à remarquer encore que, lorsqu'on procède à l'introduction de la
vis dans la fenêtre, on ne doit pas négliger de présenter
la tête inférieure la première successivement devant
chaque ouverture, de façon à ce qu'elle vienne ensuite se
placer au-dessous de la branche inférieure. Puis, au fur
et à mesure qu'on pousse la vis, la tête glisse sur la face
externe de la branche, et les arêtes, rencontrant sur leur
parcours une double série de dentelures, peuvent s'en-
gager dans deux quelconques d'entre elles, au gré de
l'opérateur. Il se produit dans ce cas un véritable engrenage qui aura pour effet de fixer la tête inférieure et
d'empêcher la vis, dès qu'elle entrera en fonction, de
glisser vers la partie la plus déclive de la branche.

Pour mieux faire comprendre ce résultat, supposons la
vis prête à être mise en jeu : la tumeur est saisie par les
valves; les branches sont ouvertes d'un certain angle; on
imprime quelques tours à l'écrou de façon à agir directement sur les branches; la surface plane de l'écrou ten-
dra à s'adapter exactement à celle de la branche supérieure; la tête, au contraire, dépourvue de tout moyen
d'arrêt, ne pourrait s'appliquer qu'imparfaitement sur la
branche inférieure à cause de son inclinaison par rapport

.à celle-ci ; elle aurait donc d'autant plus de tendance à glisser que la pression exercée sur les branches serait plus énergique. On comprend aisément ce que cette action aurait perdu d'efficacité si les choses avaient été ainsi disposées.

Grâce à l'espèce d'engrenage que forment entre elles, d'une part, les deux arêtes de la tête inférieure, et, d'autre part, les dentelures de la branche correspondante, la vis devient un agent de pression très-puissant et on ne peut plus facile à diriger. Son action est transmise aux valves par l'intermédiaire des branches, et, quel que soit le volume de la tumeur à comprimer, elle est toujours suffisante pour le but que l'on se propose. Elle peut même varier en intensité pour un même écartement des valves et une même consistance de la tumeur, et cette intensité est aussi variable que les positions que la tête est susceptible d'occuper. Suffit-il d'une pression très-modérée, on pourra fixer la vis à la partie inférieure ; la pression doit-elle être plus énergique, on fera avancer la tête de quelques échancrures ; a-t-on besoin enfin d'opposer à la résistance de la tumeur une force beaucoup plus considérable, il faudra alors agir de plus près, et c'est à l'extrémité supérieure de l'échelle dentelée qu'il conviendra d'arrêter la vis pour la fixer comme ci-dessus.

On comprend par ce qui précède le rôle qui est dévolu à la grande vis dans le fonctionnement du Taxiteur. Destinée à agir directement sur les branches et par le moyen des branches sur les valves, elle représente la partie vraiment efficiente de l'instrument ; car si les valves ont pour fonction de comprimer, les forces qu'elles se trouvent utiliser n'émanent tout entières que de la grande vis, laquelle, sous l'impulsion de la main de l'opérateur, devient un véritable foyer d'action capable non-seulement de produire une quantité de forces très-grande, mais encore de les distribuer progressivement sur la surface pressée et d'en mesurer l'intensité.

§ III. — *Valves*.

Ce sont deux plaques mobiles, destinées à contenir d'abord, puis à comprimer les organes herniés dont il s'agit d'opérer la réduction. De même que pour les branches, on distingue une valve supérieure et une valve inférieure. Elles présentent une face externe qui est convexe (voy. pl.) A, et une face interne, concave (voy. pl.) A', avec quatre angles et quatre bords, dont deux antérieur et postérieur et deux latéraux. Le bord antérieur diffère du bord postérieur par sa forme légèrement arrondie et par la courbure spéciale à ses deux angles. L'ouverture que l'on remarque à la partie antérieure, et qui est due précisément à la courbure des bords, est, à cause de sa forme et de sa fonction, désignée sous le nom de gueule B B'. Du côté opposé à la gueule se trouve le talon C C, lequel est constitué par la réunion des bords postérieurs, chacun de ces bords représentant une des pièces du talon.

Les valves sont surmontées, à la partie la plus saillante de leur convexité, d'un pivot à vis que sa fonction a fait désigner sous le nom de petite vis articulaire D. C'est elle, en effet, qui, en s'engageant dans la fenêtre à coulisse, sert de moyen d'articulation entre la valve et la branche correspondante. En outre, elle permet aux surfaces articulaires d'acquérir de la fixité à l'aide d'un écrou à petites ailes, destiné à s'opposer à leur déplacement.

Ce mécanisme de la petite vis est on ne peut plus apte à favoriser la production des mouvements qui sont dévolus aux valves. En effet, celles-ci sont douées : 1° d'un mouvement de rotation, en vertu duquel elles peuvent occuper successivement, par rapport aux branches, des positions diverses appropriées aux divers cas de hernie étranglée qui sont justiciables du taxis instrumental ; 2° d'un mouvement de va-et-vient sur presque toute la longueur de la fenêtre, qui leur permet de se rapprocher ou de s'éloigner de la partie terminale suivant le degré de contention qu'on se propose d'obtenir. On conçoit aisément que, sans cette condition de mobilité des valves, l'emploi du Taxiteur n'eût pas toujours été exempt de difficulté sinon de danger dans certains cas d'étranglement herniaire. Ainsi, que l'on ait affaire, par exemple, à une hernie scrotale volumineuse, ou bien à une hernie inguinale de petit volume mais compliquée d'hydrocèle, il ne sera pas indifférent de laisser, comme pour la hernie crurale, les valves et les branches sur le même axe, ou de leur donner au contraire une certaine inclinaison. L'inclinaison aura justement ici pour effet, en éloignant les branches de l'axe de l'instrument, de mettre les tissus avoisinant la hernie à l'abri des contusions qui pourraient résulter de leur froissement par ces mêmes branches.

Les valves possèdent en outre la faculté de parcourir la fenêtre à coulisse dans toute sa longueur. Elles peuvent ainsi s'articuler avec les branches sur des points très-variables, suivant le degré d'ouverture de la gueule nécessaire pour contenir la hernie, sans jamais provoquer que des douleurs insignifiantes comparativement à la pression qu'elles ont le pouvoir de développer.

Cette dernière condition répond surtout à quelques cas particuliers de hernies étranglées, telles que les hernies volumineuses ou bien encore certaines hernies d'une sensibilité assez grande pour devenir douloureuses sous l'influence d'une pression exagérée. Il peut arriver par exemple qu'une hernie étranglée, se montre avec des symptômes légers d'inflammation, alors que le processus inflammatoire n'a pas dépassé la période de début. Les efforts du chirurgien doivent tendre alors : 1° à s'opposer aux progrès de la congestion par la contention de la tumeur herniaire ; 2° à atténuer en même temps les effets douloureux de la pression sur des tissus enflammés, en portant cette pression à un degré supportable. Ce double résultat est facilement atteint. Il suffit pour cela de faire glisser les valves d'avant en arrière et de les maintenir fixées sur un point des branches tel que la hernie, une fois contenue, les deux pièces du talon soient assez rapprochées pour s'opposer au reflux en arrière des matières intra-intestinales, et que l'ouverture de la gueule soit en même temps suffisante pour permettre aux valves de n'opposer à la tumeur herniaire qu'une compression très-modérée. Quant aux hernies volumineuses, elles ont ceci de commun avec les précédentes, c'est que le mécanisme des valves est le même pour les unes que pour les autres. Dans l'un et dans l'autre cas, que ce soit l'élément douleur ou la question de volume qui doive entrer en ligne de compte, on arrive, pour des considérations différentes sans doute, à un résultat analogue, à savoir : l'écartement suffisant des lèvres antérieures avec le rapprochement complet des pièces du talon.

Mais ces deux sortes de mouvements ne sont pas les seuls qui appartiennent aux valves. Destinées à fonction-

ne à la façon de mâchoires, elles devaient avant tout être
aptes à s'écarter et à se rapprocher alternativement l'une
de l'autre; ce mouvement, qui est des plus importants,
leur est fourni par les branches dont elles ne sont pour
ainsi dire que la terminaison. Il suit de là que l'espace à
parcourir par le talon sera moindre que celui qui sera
décrit par l'extrémité antérieure, et, par suite, on aura un
écartement des valves beaucoup plus prononcé du côté
de la gueule qu'à l'extrémité opposée, c'est-à-dire au niveau du talon.

Tels sont les rapports que les valves, considérées au
point de vue de leur fonctionnement, sont susceptibles
d'affecter avec les branches. Dans leurs rapports entre
elles, elles n'offrent réellement de particularité que par
leur face interne. La face interne présente en effet une
double dépression dans le sens antéro-postérieur et dans
le sens transversal. Cette dépression correspond assez
exactement à la convexité de la face opposée; elle est plus
marquée dans le sens transversal, où sa hauteur maximum
est de 3 millimètres, que dans le sens antéro-postérieur où
elle n'atteint que 1 millimètre; son sommet se trouve coïn-
cider avec le centre de la valve. Le pourtour de chaque
valve, à l'exception cependant du bord postérieur, est taillé
en biseau aux dépens de cette face interne, de façon à ce
que les bords se juxtaposent sans exposer les tissus voisins
à souffrir de leur contact. Pour les bords latéraux, il faut
en outre que, les valves étant superposées, ils coïncident
parfaitement, pendant qu'en arrière on constate un léger
écartement des pièces du talon, écartement que l'on retrouve également à la partie antérieure, mais avec les
proportions et la forme d'une véritable gueule. L'espace
ainsi compris entre les pièces du talon devait être ménagé

pour recevoir l'extrémité de l'anse intestinale débarrassée de son contenu, afin de la prémunir contre les dangers qui auraient pu naître de son étranglement entre deux bords contigus. Du côté opposé, l'écartement des bords est plus considérable, et l'ouverture qui en résulte rappelle assez exactement, tant par sa forme que par sa fonction, une gueule dont le plus grand diamètre transversal aurait environ 5 centimètres et dont la distance maximum d'une lèvre à l'autre serait de 6 millimètres. Par leur juxtaposition, les valves concourent à former une espèce de canal ouvert à son extrémité antérieure et se terminant à l'autre extrémité par une petite fente transversale. Ce canal, de forme variable suivant le plus ou moins d'écartement de ses parois, est destiné à loger une partie de la tumeur extra-abdominale.

La hernie une fois contenue, reste à examiner la question de savoir dans quel sens peuvent et doivent agir les diverses forces qui s'exerceront sur la surface herniée. Au seul aspect de l'instrument, il est d'abord permis de constater que les matières intestinales, pressées de toutes parts si ce n'est du côté correspondant au pédicule, ne sauraient avoir d'issue que par la seule ouverture libre qui s'offre devant elles.

C'est en effet vers la gueule que la propulsion des matières liquides ou solides et des gaz s'effectue insensiblement, et le mécanisme qui préside à ce phénomène est, comme je vais essayer de le démontrer, des plus simples et des plus naturels. Il y a là une série de petites forces convergeant toutes d'arrière en avant et de la périphérie au centre, c'est-à-dire de la surface de pression à un point de la surface pressée, et qui agissent simultanément sur ce

— 55 —

point à la façon d'un anneau constricteur. La part d'action qui revient aux forces latérales en vertu de la superposition seule des valves n'en persiste pas moins quand celles-ci se trouvent écartées, grâce à la présence du chasse-hernie d'une part et du lien de demi-ceinture d'autre part. Quel que soit donc le degré d'ouverture sous lequel se présentent les valves, on retrouvera toujours les éléments suffisants pour une compression uniforme et progressive sur les parois de l'anse herniée. En outre, cette compression s'exerce de la partie postérieure vers la gueule, et la résultante de ces deux actions combinées se traduit par un véritable vomissement vers l'orifice qu'il s'agit de dilater des matières semi-fluides et des gaz contenus dans l'anse intestinale. Cet acte de propulsion ne saurait mieux être comparé au point de vue de son mécanisme qu'au mouvement péristaltique de l'intestin. Les valves peuvent en effet être considérées comme composées d'une infinité de petites forces circulaires, agissant toutes successivement de proche en proche et d'une façon continue. Les fibres circulaires de la membrane musculaire de l'intestin n'agissent pas différemment lorsqu'elles se contractent les unes après les autres, au fur et à mesure que les matières avancent.

Après avoir essayé de déterminer le rôle des valves comme agents de pression et de contention, il convient, pour être complet, de faire suivre cette description de celle d'une autre pièce très-importante, indispensable même dans certains cas, je veux parler du chasse-hernie.

§ IV. — *Chasse-hernie.*

Le chasse-hernie (voy. pl.) J, comme son nom l'indique, a pour fonction de refouler unilatéralement la paroi du sac ou de l'anse intestinale herniée qui aurait de la tendance à faire saillie en dehors des valves, et de compléter par conséquent, dans une certaine mesure, l'action compressive de celles-ci dans les cas de hernies qui nécessitent un trop grand élargissement de l'instrument. J'ai dit unilatéralement, parce que, en effet, le chasse-hernie est une pièce unique applicable sur l'un des côtés seulement du Taxiteur, le côté opposé étant laissé libre pour permettre à l'opérateur certaines manœuvres qui seront indiquées dans le chapitre suivant.

Il consiste en une plaque assez mince, à bords mousses, rappelant un peu par sa forme les deux feuillets d'un livre qui se rencontreraient à angle droit. L'un des feuillets est destiné à recouvrir horizontalement la face externe de la valve inférieure pour s'articuler avec elle par l'intermédiaire de la petite vis. Il constitue la portion fixatrice ou articulaire du chasse-hernie. L'autre feuillet, vertical, vient s'adapter sur les bords latéraux de façon à transformer l'espace compris entre eux en une espèce de gouttière dont il devient la paroi latérale, et remplit ainsi par rapport à cet espace le rôle d'obturateur. Le feuillet horizontal est moins large que celui-ci, et sa largeur diminue sensiblement à mesure qu'on se rapproche de l'extrémité articulaire, où une fente longitudinale a été ménagée pour le glissement du pivot à vis. Grâce à la propriété que possède la petite vis de coulisser dans cette fente, le chasse-hernie peut être porté en avant ou en arrière selon les besoins de l'opération. Il est en outre doué d'un mouvement de rotation autour du pivot à vis qui lui permet de se transporter d'un côté à l'autre de l'instrument. Le feuillet vertical de forme presque rectangulaire, à angles arrondis, présente une surface plus étendue que le feuillet horizontal, avec une longueur égale à celle des valves et une hauteur suffisante pour que son action répulsive ne soit jamais en défaut, même dans les cas de hernies les plus volumineuses.

On comprend dès lors l'importance qui se rattache à cette partie du chasse-hernie. C'est elle, comme nous l'avons fait remarquer, qui sert de barrière aux matières et aux gaz contenus dans l'intestin, et que la compression des valves tendrait à rejeter latéralement. Son action initiale est donc antagoniste de celle des valves, mais en définitive, ces deux actions, différentes d'abord, se neutralisent bientôt réciproquement, se combinent et s'allient pour aboutir à une action commune qui se traduit par un mouvement de propulsion des liquides et des gaz vers le siége de l'étranglement.

§ V. — *Lien de demi-ceinture.*

Le lien de demi-ceinture ou deuxième pièce supplémentaire (voy. pl.) K est tout simplement une anse formée au moyen d'une bandelette assez résistante, longue de 70 centimètres environ et dont les deux bouts sont reliés par un nœud définitif. Il est à remarquer qu'il doit être toujours accompagné du chasse-hernie dont il complète pour ainsi dire le rôle de contention, mais en sens opposé et en ménageant des espaces que peuvent utiliser parfois les doigts de l'opérateur dans l'intérêt de la réduction. C'est derrière la valve inférieure et sous les ailes de la petite vis qu'il se monte par un simple nœud. Pour le faire fonctionner, il suffit de le diriger vers la petite vis supérieure, de le lui faire contourner, de le reconduire à son point de départ en croisant la direction première au milieu de l'espace compris entre les bords latéraux des valves, et de le ramener une dernière fois autour de la vis où on l'arrête à son gré.

CHAPITRE IV

MANUEL OPÉRATOIRE OU DE L'EMPLOI DU TAXITEUR

DANS LE TAXIS FORCÉ INSTRUMENTAL.

Après avoir fait ample connaissance avec le Taxiteur, tant dans son ensemble que dans ses diverses pièces séparément, après avoir été initié à son mécanisme, il est essentiel de connaître les règles à observer dans la pratique du nouveau taxis forcé qui naît de l'emploi de cet instrument.

Le Taxis instrumental comporte trois temps : 1° un temps de préparation ; 2° un temps d'application de l'instrument ; 3° un temps d'exécution.

1° Temps de préparation.

Dans ce premier temps on s'occupe de l'instrument, du malade et de la tumeur.

§ I. — *Disposition de l'instrument :*

Le Taxiteur doit être armé de ses deux pièces supplémentaires, le chasse-hernie et le lien de demi-ceinture, pour les hernies volumineuses seulement. Le chasse-hernie s'adapte alors sur la vis articulaire appartenant à la valve inférieure et du côté correspondant à l'opérateur, tandis que le lien de demi-ceinture se monte sous les ailes de la même vis, mais exerce sa fonction contentive du côté opposé en venant contourner pendant l'opération la vis articulaire de la valve supérieure pour revenir ensuite sous forme de croisé s'arrêter à la vis inférieure qui lui avait servi de point de départ. Ce lien demeure flottant par son extrémité libre jusqu'à ce qu'il soit procédé à la fixation de l'instrument.

En principe, les branches doivent avoir autant que possible une direction parallèle à une ligne droite qui passerait par le milieu des deux valves. Seuls, le volume de certaines hernies inguinales et la présence de l'organe testiculaire peuvent nécessiter une certaine déviation des branches, déviation qu'il convient toujours d'accentuer le moins possible. Quant à l'allongement des branches, il doit être complet ou partiel seulement, suivant qu'on est en présence d'une entérocèle ou d'une entéro-épiplocèle. La grande vis de pression est tenue en réserve vers l'extrémité postérieure de la fenêtre à coulisse, où elle doit attendre son tour d'action afin de ne pas être un obstacle au degré d'écartement des valves indispensable pour saisir la tumeur.

Pour les cas extrêmement rares d'étranglement scrotal,
il importe, dans la préparation de l'instrument, de tenir
compte du renversement que celui-ci aura à subir au moment de son application. A cet effet on devra d'abord
raccourcir les branches et les éloigner ensuite de la ligne
médiane en leur assignant une direction oblique telle que,
le Taxiteur étant renversé, elles soient situées dans un
plan à peu près parallèle à l'arcade fémorale : cette direction sera celle d'une ligne qui partant du centre des
valves passerait vers l'angle du talon correspondant à
l'opérateur.

Après ces dispositions, l'instrument se trouve prêt à
être appliqué. On le dépose ensuite à la portée de l'opérateur, les branches ayant été, bien entendu, préalablement immobilisées par quelques tours de vis.

§ II. — *Position à donner au malade.*

Cette position ne diffère en aucun point de celle qui
est consacrée pour le taxis ordinaire. Le malade étant
couché sur le lit on lui fait incliner la poitrine sur le ventre tandis que son siège est soulevé et ses cuisses à demi-
fléchies. Dans cette attitude, que l'on maintient à l'aide de
coussins suffisants, on obtient un relâchement général des
muscles très-favorable à la réduction.

J'ai recours quelquefois dans ma pratique à une position
dont j'ai obtenu des avantages qui ne me permettent pas
de la passer sous silence. Cette position, que je désigne
sous le nom de *position de la chaise renversée en avant*,
est d'une application simple, facile et sans grande incom-
modité pour le malade. Elle réunit en même temps toutes

les conditions favorables au relâchement musculaire de la position classique et les ressources considérables des tractions viscérales du bassin vers la poitrine, que Louis et Hey obtenaient à l'aide de la suspension par les jarrets. Avec ce dernier procédé, il fallait avoir à sa disposition un aide doué premièrement d'une force assez considérable et qui voulût en second lieu se prêter à remplir les fonctions d'une potence. Ces éléments indispensables ne se trouvant pas toujours sous la main, j'ai imaginé de remplacer ce genre de position par celui de la chaise renversée. Voici comment je procède :

Le malade étant couché sur un matelas qu'on a étendu sur le plancher et dont le bord est dépassé de toute la longueur des jambes, on glisse le dossier d'une chaise entre le plancher et le matelas de manière à faire correspondre l'extrémité de ce dossier avec les épaules du patient. Ses jambes sont fléchies ensuite sur le barreau de la chaise ; enfin les mains d'un aide pris au hasard demeurent chargées de maintenir celles-ci dans cet état de flexion.

Dans cette position fortement inclinée, où la tête est portée en bas et les genoux en haut, et qu'on pourrait rendre verticale au besoin, tous les viscères abdominaux susceptibles du moindre déplacement tendent à se porter vers le plancher diaphragmatique. A leur tour les parties herniées se trouvent sollicitées de près ou de loin à suivre la masse viscérale et à s'éloigner du bassin.

Rien ne saurait mieux favoriser le succès du taxis, on le devine, que cette traction prolongée sur les parties retenues au dehors de l'abdomen.

A ce nouveau procédé que j'ai tenu à signaler, et qui consiste en définitive à faire appuyer les épaules du malade sur un matelas pendant qu'il est suspendu par les jarrets au barreau qui avoisine les pieds postérieurs de la chaise, à ce procédé, dis-je, se rattachent des avantages importants.

D'abord le malade supporte facilement cette position pendant tout le temps nécessaire. Ensuite elle dispense de l'intervention d'un aide vigoureux et dévoué, toujours indispensable dans la suspension sur les épaules. Enfin elle permet d'utiliser la succussion indiquée dans certains cas (hernies interstitielles), et, à ce titre, ne le cède en rien au lit à bascule de Linacier, dont le transport à domicile offrait trop d'inconvénients pour qu'il ait pu être conservé.

Ordinairement le Taxis instrumental peut se passer du concours de toute autre position que la position ordinaire, mais je suis fort disposé à croire que dans les hernies interstitielles, par exemple, où les parties à réduire sont inaccessibles soit à la main soit au Taxiteur, la position de *la chaise renversée* pourra se montrer très-utile en favorisant des succussions qui sont le seul moyen mécanique utilisable dans cette circonstance.

On pourrait encore y recourir chaque fois que le taxis rencontrerait de très-grandes difficultés mais n'aurait rien perdu de ses indications.

Le temps des préparatifs propres à la hernie se confond en quelque sorte avec celui qui a pour objet l'application de l'instrument. Aussi il ne sera traité des dispositions à donner à la tumeur que dans le paragraphe suivant, où les règles à suivre dans l'application du Taxiteur comprendront les deux points à la fois.

2° Temps d'application de l'instrument.

Avant de charger le Taxiteur de saisir la tumeur herniaire, il importe, si celle-ci est volumineuse, de l'entourer dans toute sa longueur d'un bandage roulé pratiqué au moyen d'une bande mouillée, étroite et fine, ou de la coiffer, si elle est petite, d'une compresse également mince et mouillée. Le but des tours de bande est non pas de comprimer, mais de commencer la contention qu'auront à compléter les valves et leurs pièces auxiliaires ainsi que de s'opposer au glissement de l'instrument. Quant à la petite compresse, son rôle consiste uniquement à éviter ce petit accident de glissement du Taxiteur qui pourrait se produire par suite de la maladresse de l'aide. Ces conditions remplies, il convient de donner à la tumeur herniaire les dispositions les plus propres à la faire bénéficier de tous les moyens d'action qui vont être mis en jeu.

A cet effet, si la hernie est volumineuse, on lui imprime d'abord quelques légers mouvements de torsion soit à droite soit à gauche, absolument comme si l'on avait en vue de remédier à une torsion réelle de l'intestin. Ensuite on manipule légèrement la tumeur et on la tire un peu vers soi de façon à produire un tube tendu et droit.

Les matières intra-intestinales sont en même temps poussées avec force jusqu'au siège de l'étranglement et y sont maintenues au moyen de la main jusqu'à ce que l'instrument soit venu prendre la place de celle-ci.

Cette manière de faire, quoique particulière en apparence à l'entérocèle, est aussi applicable à l'épiplocèle. Seulement au lieu de gaz et de matières liquides, ce sera du tissu épiploïque qu'on aura conduit sur le point de l'étranglement, chose indifférente quant au résultat.

Avec les petites hernies on doit chercher autant que possible à ne pas se comporter différemment, et, avec celles à étranglement par le collet, il faut attirer ce collet vers soi afin de donner à l'instrument l'immense avantage d'agir le plus près possible.

Enfin on prépare la hernie de façon à lui faire former un petit ballon fortement tendu avant de la livrer aux mâchoires de l'instrument. Dans les hernies très-volumineuses, dont on ne doit jamais entreprendre la réduction totale d'un seul coup, on donne à ce renflement un volume à peu près égal à celui d'un œuf de pigeon. C'est à la main gauche qu'est confié le soin de maintenir la tumeur ou la portion de la tumeur ainsi préparée.

Là se bornent les préparatifs relatifs à la hernie dans les étranglements par l'un des orifices naturels ; mais ils sont insuffisants lorsque l'étranglement a lieu au collet du sac, et il convient de les compléter si l'on veut prévenir l'accident de la rentrée en masse. Pour cela il suffit, avant l'application même du Taxiteur, de pincer non pas le scrotum seulement mais une bonne partie de l'anse intestinale au moyen d'un nœud coulant pratiqué avec un lien de laine d'un centimètre et demi à deux centimètres de largeur, dont les deux chefs sont confiés à l'une des mains de l'aide, lequel demeure chargé de retenir la hernie au dehors jusqu'au moment où la dilatation sera complète. La tumeur doit être, bien entendu, préalablement recouverte de la bande ou de la compresse mouillée et le point d'élection qui conviendra pour cette ligature sera un point correspondant à l'extrémité du fond du sac.

L'opérateur saisit alors de la main droite le Taxiteur et présente la gueule largement ouverte à la petite masse globuleuse que lui doit céder adroitement la main gauche. On ferme aussitôt cette gueule, puis on fixe l'instrument par quelques tours de la grande vis de pression seulement, si les pièces supplémentaires ne sont pas employées, et on ajoute, dans le cas contraire, le croisé par le lien de demi-ceinture. On termine en donnant à l'instrument une position propre à faire correspondre la gueule avec la direction du canal qui a livré passage à la hernie et en le confiant aux soins du même aide qui est chargé de le maintenir en place d'une main tandis qu'il offre de l'autre un nouveau point d'appui et à l'instrument et à la tumeur.

Pour ce qui est de l'étranglement scrotal, on devrait renverser l'instrument et lui donner une disposition telle que la gueule fût tournée vers le fond de la hernie tandis que le talon et les branches seraient dirigés du côté de l'abdomen. Ce serait là le seul point par lequel l'application du Taxiteur différerait des règles ordinaires que nous venons d'exposer.

3° Temps d'exécution.

Les deux temps qu'on vient de parcourir et celui qui va être décrit ne se passent pas les uns des autres sans préjudice, mais de tous celui d'exécution est le plus important et celui qui réclame le plus d'attention de la part de l'opérateur.

Quel que soit l'obstacle qui s'oppose à la rentrée soit de l'intestin, soit de l'épiploon, soit des deux à la fois, qu'il vienne des organes herniés ou de l'ouverture qu'ils ont à franchir, que les difficultés de réduction résultent du tassement de ces organes, de leur plissement et de leur étalement contre le pourtour de l'anneau, qu'elles dépendent de la constriction essentielle de celui-ci ou qu'elles soient imputables à l'influence simultanée des deux agents, le rôle du médecin est le même. Il ne doit s'occuper dans ce moment que d'élargir la voie dans sa partie trop étroite, et ce résultat, qui s'obtient au moyen des incisions dans la kélotomie, il doit chercher à l'obtenir par la dilatation indirecte.

L'augmentation de volume par turgescence veineuse, par inflammation ou par collection de matières stercorales désignée généralement sous le nom d'engouement, laissent également l'opérateur devant la même indication à remplir : ouvrir la voie, l'élargir dans une mesure suffisante, dégager l'anse intestinale et la reconduire avec soin dans sa résidence naturelle. Le but à atteindre ne doit pas être, on le voit, de faire rentrer la hernie à tout prix, mais de ramener dans la cavité abdominale un intestin viable, c'est-à-dire qui ne soit ni gangrené ni perforé, ou un épiploon sain non encore frappé de désorganisation. Serait dans l'erreur et s'exposerait à de grands mécomptes le praticien qui se figurerait qu'il ne reste plus qu'à faire fonctionner la grande vis de pression sans mesure et sans précaution aucune. Le succès de l'opération dépend au contraire : 1° de la position de l'instrument, qui doit être telle que toutes les forces soient dirigées aussi directement que possible vers le point de l'étranglement; 2° de la gradation insensible avec laquelle ces forces seront mises en jeu. Qu'on suppose la cavité valvaire en possession d'une matrice contenant un produit de conception. La matrice sera représentée par la poche tégumentaire et le sac péritonéal, et son col par l'anneau constricteur et la portion rétrécie du sac correspondant. L'intestin ou l'épiploon, ou ces deux organes réunis, sont l'image du produit de la conception. Dans le taxis forcé, il ne s'agit pas d'opérer autre chose qu'un véritable accouchement, et la dilatation progressive de la portion rétrécie doit être, comme dans l'accouchement, le premier point dont il convient de se préoccuper. C'est donc peu à peu et non avec violence qu'il faut tirer partie de l'extensibilité du tissu fibreux, cellulo-fibreux ou séreux ; aussi est-ce tantôt par des quarts de tours de vis, tantôt par des demi-tours, ou bien par des tours entiers, selon le degré de résistance, qu'il importe de procéder.

Enfin ce n'est que chez les sujets éminemment névrosiques, et lorsque une douleur excessive pourrait donner lieu à un état spasmodique qui produirait un surcroît d'étranglement qu'on doit avoir recours au chloroforme comme anesthésique.

Ces considérations générales relatives au mode d'action du Taxiteur étant connues, on procède de la manière suivante :

§ I. — *Hernies volumineuses et moyennes.*

Dans les hernies volumineuses et moyennes on tire la tumeur vers soi de façon à laisser un petit espace entre la gueule de l'instrument et la paroi abdominale, on s'assure toujours que la main de l'aide n'ait pas détruit la continuité apparente qui doit exister entre la gueule et le trajet du canal. L'espace ménagé entre l'instrument et la paroi abdominale les doigts de la main gauche de l'opérateur l'utilisent pendant que sa main droite s'occupe de faire fonctionner progressivement la grande vis de pression. De cette façon le Taxiteur demeure chargé de la livraison des parties herniées, tandis que les soins de direction et d'expédition restent confiés à la main gauche.

Ainsi, pendant que l'aide soutient d'une main l'instrument, de l'autre il repousse l'excédant de la tumeur qui fait saillie en dehors du talon. En même temps l'opérateur exécute de la main droite les tours nécessaires, tandis que la main gauche remplit à l'égard de la première portion de hernie comprise entre la gueule et l'abdomen le rôle qui vient d'être exposé. Il est rare qu'au bout de 6, 8 à 10 minutes, un gargouillement ne se fasse pas entendre, et dès lors la réduction efficace a lieu subitement. Dans les étranglements par le collet, ce gargouillement doit signifier que l'anse intestinale a recouvré son domicile et qu'il faut se hâter de lever l'étranglement artificiel produit par la ligature.

§ II. — *Petites hernies*

Quand la hernie est petite, au lieu de laisser un intervalle entre l'anneau et l'instrument, il convient de porter celui-ci aussi près que possible de l'étranglement, de façon à établir une contiguïté à peu près complète entre la gueule et l'ouverture abdominale. Par ailleurs l'opération reste soumise aux mêmes règles que précédemment.

Il est à remarquer qu'en ce qui concerne les étranglements par l'anneau interne, l'émigration de l'anse intestinale à travers l'épaisseur des parois abdominales est un accident à redouter. Pour prévenir cette transformation en hernie interstitielle, il importe de déprimer profondément la paroi de l'abdomen en appliquant la main gauche dans la direction du canal, et disposant les doigts en v de façon à former une gouttière qui oblige l'intestin à suivre pendant la réduction le trajet de ce canal sans qu'il puisse s'en écarter.

En présence d'un étranglement scrotal, on ferait, bien entendu, fonctionner le Taxiteur comme dans les cas ordinaires, avec cette seule différence qu'au lieu d'agir du fond de la hernie vers le pédicule, on dirigerait son action vers le fond de la tumeur. Par ce moyen on s'efforcerait de dilater ou même de déchirer, en désespoir de cause, l'anneau accidentel qui serait la cause de l'étranglement, en utilisant, comme d'habitude, les matières accumulées dans l'intestin en deçà de l'obstacle séreux, cellulo-fibreux ou épiploïque. Comme les efforts du Taxiteur porteraient tous sur ce point unique, le fond de, l'anse étranglée, on le comprend, n'aurait à subir aucun excès de tension et se trouverait ainsi préservé. Resterait ensuite à réduire avec ou sans le secours du Taxiteur, en se conformant aux règles propres à chaque mode de taxis.

Les soins consécutifs à la réduction sont sans importance dans les cas ordinaires, et dans les cas exceptionnels ils restent subordonnés aux symptômes observés chez le sujet.

REMARQUE.

Si l'on démonte le Taxiteur et qu'on n'en conserve que les branches armées de la grande vis, on se trouve avoir en main deux instruments de plus, savoir : 1° une guillotine à circoncision : 2° un écraseur solide pouvant servir également de moyen de torsion quand celle-ci devient nécessaire.

1° *Guillotine à circoncision.* — Pour l'utiliser dans l'opération de la posthotomie, il suffit, après avoir engagé le prépuce entre les deux branches, d'introduire la grande vis par leur extrémité libre et de la faire fonctionner jusqu'à immobilisation complète du prépuce. De la sorte la partie prépuciale à sectionner se trouve tendue et mise à découvert par la fenêtre. On en pratique la section au moyen de la lame d'un bistouri qu'on a introduite et qu'on tient obliquement dans cette même fenêtre, qui sert dans ce cas de coulisse à l'instrument. On obtient ainsi une espèce de couperet qui d'un trait sûr et rapide tranche le prépuce régulièrement, presque sans douleur, sans hémorrhagie et toujours au lieu d'élection sans le moindre danger pour le gland.

2° *Ecraseur.* — Quand on veut le transformer en écraseur, on porte simplement la grande vis sur un point quelconque des dentelures. Avec cette disposition et à la faveur de la petite surface rugueuse dont se trouve munie la face interne de chaque branche, on opère avec avantage l'écrasement des kystes du poignet, des verrues ou des végétations dont on veut amener la chûte par mortification.

CHAPITRE V

INDICATIONS ET CONTRE-INDICATIONS DU TAXIS FORCÉ

PAR LE TAXITEUR.

Par ce qui précède, il est permis de préjuger que le taxis forcé instrumental est destiné à recevoir de nombreuses applications. Débarrassé ainsi des dangers qui l'avaient fait proscrire jusqu'à ce jour, le taxis forcé se montre déjà sous un aspect moins redoutable ; il devient en outre d'un emploi plus sûr, plus facile, et permet en même temps d'élargir considérablement le cadre de ses indications.

Pour commencer par les cas où il est indiqué sans réserve, je citerai d'abord les étranglements aigus constitués par une ouverture naturelle. Ces sortes d'étranglements sont des plus fréquents et de tous les plus graves ; ils sont aussi plus spécialement que les autres l'objet du taxis forcé par le Taxiteur. Relativement à l'entérocèle, il est certain que la condition de l'anse intestinale avant sa sortie de la cavité abdominale peut ne pas être la même après sa sortie, et que son augmentation de volume soit par congestion sanguine, soit par engouement, soit par tassement des tissus, peut augmenter notablement les difficultés de la réduction.

Mais dans aucun cas ces seules difficultés ne sont en dehors de la sphère d'action du Taxiteur. Nous avons vu qu'il suffit alors de le faire fonctionner comme si l'on devait opérer la rentrée successive d'une série de petites hernies. En règle générale, que l'organe hernié soit l'intestin ou l'épiploon, ou que ce soit les deux organes à la fois, dès que l'on a constaté les signes pathognomoniques de l'étranglement (*vomissements fécaloïdes, algidité, altération des traits*), il ne faut pas hésiter, on doit recourir au Taxis instrumental, surtout si l'étranglement ne date que de 24 ou 48 heures.

Ce n'est qu'exceptionnellement qu'on observe des cas de péritonite par perforation de l'intestin. On comprend que cet accident ait pu survenir à la suite d'une constriction excessive de l'anneau, mais il ne faut voir là qu'un fait très-exceptionnel, puisque Gosselin déclare ne l'avoir observé que deux fois.

Si la hernie est seulement épiploïque, ce qui peut arriver lorsque sous l'influence d'un effort violent une grande masse d'épiploon est sortie brusquement de l'abdomen, la réduction par le taxis forcé manuel présente parfois des difficultés ; on insiste en vain sur des manœuvres prolongées, et pendant ce temps la tumeur peut s'enflammer. Elle devient alors plus douloureuse, en même temps la fièvre se déclare et la douleur se propage au-dessus du point étranglé. Le débridement est l'unique ressource qui soit laissée au chirurgien ; il ne lui reste plus qu'à opérer sans retard sous peine de voir son malade succomber à une péritonite suraiguë. Avec le Taxis instrumental, ces sortes d'accidents sont toujours écartés, on n'a pas à se préoccuper des suites fâcheuses de manœuvres intempestives et l'on épargne souvent au malade la répugnance et les dangers de la kélotomie.

Les mêmes difficultés qu'entraîne dans certaines circonstances la rentrée de l'épiploon, on peut les rencontrer également quand il s'agit d'une entérocèle ou d'une entéro-épiplocèle. En effet, en face d'un étranglement récent de l'intestin, se présentant dans les conditions en apparence les plus favorables, il est arrivé souvent au taxis manuel d'échouer malgré plusieurs tentatives, au grand préjudice du patient qui n'avait ensuite qu'à se résigner à subir les chances de l'opération. Quels que soient donc la nature et le volume de l'organe hernié, chaque fois que l'agent de l'étranglement est l'une des ouvertures naturelles et qu'on est appelé avant l'apparition des accidents inflammatoires, il y a grand avantage à recourir au Taxis instrumental.

Il ne faut pas croire que les hernies petites, récentes, douloureuses, soient une contre-indication du Taxiteur. Il est vrai que, dans ces sortes de hernies, l'intestin, se trouvant bridé avec d'autant plus de force que l'ouverture qui lui a livré passage est plus étroite, est par suite fortement prédisposé à s'enflammer. Il serait dangereux sans doute d'agir dans ce cas avec violence et de malaxer immodérément un organe aussi susceptible de s'altérer que l'intestin ; mais ces dangers réels, inséparables du taxis manuel, viennent plaider précisément en faveur de l'em-

ploi du Taxiteur. Car, loin d'augmenter la douleur, celui-
ci la calme dans une certaine mesure ; en outre, il comprime
la hernie d'une façon uniforme et progressive, avec assez
d'énergie cependant pour déterminer la dilatation de l'anneau.

Les étranglements progressifs et cicatriciels par le collet
réclament, il est vrai, un *modus faciendi* tout particulier,
mais peuvent être également, jusqu'à un certain point, justiciables de son action. Ces sortes d'étranglements, comme
l'on sait, siégent de préférence au canal inguinal. Ils se
montrent surtout dans les hernies anciennes et méritent
à divers titres d'attirer l'attention du chirurgien. Ils présentent en premier lieu cette particularité que, dès qu'on
les avait reconnus, la règle était jusqu'à présent de laisser
le taxis de côté et de recourir à la kélotomie. On les reconnaît, assez facilement, aux caractères suivants : 1° à
la mobilité du sac péritonéal qui fait que la hernie peut
jouer librement dans le canal ; 2° à la liberté de l'anneau,
ce dont il est facile de s'assurer en portant l'extrémité
du doigt entre l'anneau fibreux et le collet. Ici se pose
une autre question plus difficile à résoudre, c'est la question
du degré d'ancienneté du tissu cicatriciel. De là dépend le
plus ou moins de chance de succès du Taxis instrumental.
Il est évident qu'en présence d'un étranglement à marche
lente, préparé de longue date, dans lequel les tissus ont
acquis une densité très-grande et une épaisseur assez
considérable pour déterminer presque l'oblitération du
calibre du collet, l'action du Taxiteur n'aura pas la
même valeur que s'il s'agit d'un étranglement consécutif
à la formation de couches celluleuses nouvellement orga-
nisées. Dans le premier cas, l'obstacle à vaincre sera
au-dessus des ressources du taxis, parce que l'anneau

qu'il faudrait pouvoir dilater aura perdu son extensibilité naturelle ; dans le second cas, au contraire, le tissu cicatriciel, à cause de son peu d'ancienneté, sera plus lâche, moins consistant, et restera encore assez extensible pour permettre la dilatabilité de l'anneau.. A défaut de signes caractéristiques qui puissent assurer chez le vivant le diagnostic de ces deux cas, on doit donc tenter toujours la réduction par le procédé instrumental, sauf à laisser ce dernier de côté après un essai infructueux, lorsqu'on est autorisé à supposer l'existence d'un étranglement par un collet très-ancien. Sans pouvoir indiquer au juste dans quelle proportion se comptera le nombre des succès, j'incline beaucoup à croire qu'il sera au moins égal à celui des insuccès. On aura d'ailleurs d'autant plus de chances de réussir que l'organisation du collet sera plus récente et que l'anneau cicatriciel sera doué d'une plus grande élasticité.

Les cas fort rares et aussi presque sans espoir où l'intestin est comme divisé par le bord tranchant du collet, sont à peu près les seuls où le taxis forcé instrumental devra céder ses droits à l'opération du débridement.

La conduite à tenir par l'opérateur différera suivant qu'il se croira en présence d'un étranglement vrai ou d'un pseudo-étranglement. Par pseudo-étranglement on entend un état inflammatoire ayant des caractères qui simulent l'étranglement réel. Il est des hernies en effet dont la marche ne diffère guère de celle de certains étranglements à forme chronique, et qui, arrivées au dernier degré du processus inflammatoire, en revêtent même presque toute la physionomie symptomatique. Mais le change n'est guère possible que pour les épiplocèles enflammées, et encore même dans ce cas, l'inflammation, après avoir parcouru ses phases, se termine-t-elle le plus souvent par la réduction spontanée. L'embarras du médecin ne saurait avoir vraiment sa raison que lorsque la nature de la tumeur une fois reconnue, il verra apparaître, en dehors du cortége symptomatique ordinaire, l'un des symptômes qui accompagnent toujours l'étranglement, les vomissements. Il lui sera toujours facile de ne pas confondre une tumeur épiploïque avec une entérocèle : l'examen des parties qui forment, dans le premier cas, une masse irrégulière, parfois très-dure, d'autrefois pâteuse, se révélant par de la matité à la percussion, le caractère de la douleur et la nature des vomissements suffiraient au besoin pour dissiper toute espèce de doute. Le difficile n'est donc pas de savoir si la hernie est constituée par tel ou tel organe, mais plutôt de rechercher si l'on ne serait pas en présence ou si l'on ne serait pas menacé d'un étranglement inflammatoire.

Dès que les vomissements apparaissent, qu'ils soient alimentaires, muqueux ou bilieux, il faut en tenir le plus grand compte, car ils sont quelquefois le signal d'un état grave qui peut même se compliquer d'accidents de péritonite et mettre la vie du patient en péril. Aussi est-il urgent de recourir au Taxis instrumental afin de tenter la délivrance de l'épiploon avant que la phlegmasie se soit étendue au péritoine, à moins cependant qu'il n'y ait des signes manifestes d'une altération grave des tissus. La gangrène ou la suppuration de l'épiploon devraient, bien entendu, être considérées comme une contre-indication absolue du taxis. De même, si l'on avait des raisons de croire à une dégénérescence squirrheuse ou encéphaloïde, il faudrait s'abstenir de toute tentative. En un mot, chaque fois qu'une épiplocèle enflammée simulera l'étranglement avant de paraître altérée dans sa texture, on ne doit pas tergiverser, mais chercher à réduire le plus tôt possible à l'aide du Taxiteur. Par ce moyen, la délivrance de l'organe se fera avec beaucoup plus de ménagement qu'avec les mains, et l'on épargnera au malade des contusions, des déchirures, qui ne pourraient qu'aggraver l'inflammation.

S'agit-il au contraire d'une hernie intestinale, on commencera par s'assurer de l'existence de l'étranglement, et par les commémoratifs on arrivera à diagnostiquer le rôle qu'aura joué l'inflammation dans la succession des phénomènes. Si les accidents inflammatoires ont précédé l'apparition des symptômes suivants : vomissements fécaloïdes, algidité, altération des traits, que l'on soit par conséquent en face d'un intestin primitivement enflammé, il importe avant tout de rechercher quel est l'état de cet organe, et suivant que l'inflammation sera plus ou moins avancée, on jugera de l'opportunité ou non du taxis forcé. A-t-on des raisons de croire à un intestin gravement endommagé, menacé de gangrène, de perforation, on laisse le taxis de côté. Suppose-t-on au contraire que les lésions n'ont pas encore atteint ce degré de gravité, on doit se hâter de lever l'étranglement et de rétablir la liberté de l'anse intestinale. Ici encore, grâce à l'action uniformément compressive dont dispose le Taxiteur, se trouve écarté le danger des manipulations, des manœuvres violentes : c'est là un avantage de plus à ajouter à ceux que j'ai déjà indiqués en faveur du Taxis instrumental. Mais, aux premiers signes de gangrène, dès que les vomissements font place au hoquet, que le pouls devient filiforme, qu'on constate un abaissement sensible de la température, que la tumeur change d'aspect, s'affaisse, prend une teinte livide et cesse d'être douloureuse, on n'a plus rien à espérer ni du taxis manuel ni du Taxis instrumental ; la formation d'un anus contre-nature est alors l'issue la plus heureuse que l'on puisse souhaiter.

La péritonite consécutive à l'inflammation de la tumeur est un accident d'une gravité qui doit faire suspecter le taxis forcé aussi bien que la kélotomie, mais ne doit pas être une contre-indication absolue du taxis. Si l'inflammation se présente avec des caractères d'acuité qui ne laissent plus aucun espoir, toute tentative de réduction est inutile. Ce n'est que dans les cas où les accidents se manifestent avec peu d'intensité, lorsqu'il reste encore quelque chance de les conjurer à l'aide d'un traitement convenable, qu'on peut espérer bénéficier des avantages du Taxiteur. Car alors, loin de nuire au malade, le taxis le délivre d'une cause d'entretien de la péritonite, et supprime ainsi une condition on ne peut plus favorable aux progrès de l'inflammation.

L'étranglement existe-t-il à l'orifice supérieur du canal inguinal, ce qu'il est toujours facile de reconnaître lorsque le canal offre au toucher la sensation d'une tumeur cylindrique, dure, douloureuse, dirigée de bas en haut et de dedans en dehors, le Taxiteur remplacera avantageusement encore les manœuvres répétées, trop souvent infidèles, dont l'action ne saurait se continuer assez longtemps ni s'étendre assez loin pour utiliser les matières contenues dans le canal en vue de la dilatation de l'anneau. Grâce à la force de propulsion qu'il permet d'imprimer aux matières, le Taxiteur se prête admirablement à ce rôle, et cela sans exposer la hernie à se faire jour à travers l'épaisseur des parois abdominales, comme avec le taxis manuel. On évite en effet cette autre complication par l'emploi combiné des mains et de l'instrument ; il suffit de se rappeler la particularité relative au manuel opératoire dans ces sortes d'étranglement.

Enfin, toutes les fois que la cause de l'étranglement ne réside ni dans l'un des orifices naturels ni au collet du sac, que l'obstacle au cours des matières à son siége probable dans la portion scrotale de l'enveloppe péritonéale, il convient de recourir au Taxis instrumental, à moins d'une contre-indication absolue dépendant d'une altération grave des organes herniés. Peu importe la nature de l'obstacle, qu'il soit constitué par des brides fibro-celluleuses, ou bien par une bride épiploïque, ou encore par une perforation de l'épiploon, qu'il soit dû enfin à la rupture du sac, le taxis forcé par le Taxiteur doit toujours être tenté. Seulement, dans ce cas, on doit donner à l'instrument une disposition renversée, de façon à ce que la gueule soit tournée vers le point étranglé et que le talon soit en regard de l'ouverture abdominale. Ensuite, on agira comme dans les cas ordinaires, c'est-à-dire que l'on saisira la tumeur avec les valves et l'on fera fonctionner l'instrument de façon à dilater ou même déchirer l'ouverture de la bride accidentelle qui retient l'intestin. Une fois que celui-ci est dégagé, on lève l'instrument, et les mains suffisent le plus souvent à opérer la réduction. Ce ne serait que dans les cas fort rares, du reste, où les symptômes de l'étranglement persisteraient malgré l'application prolongée du Taxiteur, qu'il faudrait abandonner le taxis et se résoudre à l'opération du débridement.

De ce qui précède il ressort clairement que les indications du taxis forcé instrumental ont leur place naturelle entre le taxis manuel qui échoue et la kélotomie.

Réduire à tout prix ne doit jamais être le but de l'opérateur, c'est à réduire des organes sains ou peu altérés et surtout entièrement libres d'étranglement qu'il importe de s'attacher. En un mot, jamais on ne doit opérer la réduction d'un intestin gangrené ou perforé, ni d'un épiploon en voie de suppuration ou menacé de gangrène, accidents qui dépendent souvent des manœuvres exagérées du taxis ordinaire, ou sont imputables à la durée trop prolongée de l'étranglement.

L'inflammation très-prononcée de la tumeur et étendue jusqu'au péritoine est un accident excessivement grave qui réclame une grande circonspection de la part du chirurgien et ne justifie que rarement le Taxis instrumental.

En dehors de ces quelques cas exceptionnels et de l'irréductibilité absolue résultant d'adhérences anciennes, l'indication du taxis forcé par le Taxiteur est formelle.

Je dois faire remarquer qu'il importe d'agir le plus tôt possible; que, dans les étranglements mobiles par le collet du sac, des précautions sont nécessaires pour éviter la rentrée en masse avec persistance d'étranglement, et que dans ceux qui ont leur siége à l'orifice interne il y a à éviter la transformation en hernie interstitielle. Chacun de ces cas donne lieu, comme nous l'avons vu, à quelques modifications spéciales dans le manuel opératoire.

CONCLUSIONS

Il résulte de ce qui vient d'être exposé dans les chapitres précédents que les avantages du Taxiteur peuvent être formulés sous les propositions suivantes :

1° Jamais avec le nouveau procédé l'opérateur ne se trouve dépourvu d'une force suffisante ;

2° L'émission de cette force n'est subordonnée dans son intensité qu'à la volonté de l'opérateur, que celui-ci soit fortement ou faiblement musclé ;

3° Par sa conformation le Taxiteur est apte à emmagasiner les forces et à les dispenser utilement en les faisant converger toutes vers l'anneau dont on se propose la dilatation forcée ;

4° Les lassitudes insupportables qui forcent souvent l'opérateur à lâcher prise, au grand détriment de la réduction, sont épargnées, et l'on est toujours dispensé de recourir à l'application des mains de secours ;

5° A l'avantage sur les bandes élastiques de Maisonneuve de ménager les cordons spermatiques pendant la compression, le Taxiteur joint encore celui d'être applicable aux petites aussi bien qu'aux grandes hernies ;

6° Il offre en outre au chirurgien l'immense ressource de pouvoir agir avec modération ou avec énergie, selon les circonstances, de graduer insensiblement l'intensité des forces, tout en permettant, condition importante au succès de l'opération, d'insister à chaque degré aussi longtemps qu'il est nécessaire.

En un mot, cet enchaînement d'avantages permet. d'établir que le Taxiteur, d'un emploi facile et à la portée de tous les médecins, comme on a pu s'en convaincre dans le cours de ce travail, atteint réellement son but principal, celui d'éviter très-souvent l'opération sanglante de la kélotomie, laquelle réclame d'abord la main trop rare d'un habile chirurgien et n'est même pas alors sans offrir de graves dangers.

Envisagé sous un autre point de vue, le Taxiteur peut aisément se démonter pièce par pièce et se prêter par ce fait à un nettoyage facile.

De plus, il se décompose pour former deux instruments utiles dans la pratique : 1° un écraseur, dont on peut retirer des services, particulièrement dans les kystes du poignet, et en général chaque fois qu'il s'agit d'opérer par voie de torsion ou par écrasement dans les limites de sa sphère d'action; 2° une espèce de guillotine, constituée comme on l'a vu à la fin du chapitre IV par la réunion de quelques-unes des pièces du Taxiteur et de la lame d'un bistouri, qui permet de pratiquer l'amputation du prépuce d'une façon régulière, sans nécessiter des coups de ciseaux de retouche, et aussi presque sans douleur et sans hémorrhagie.

De la sorte, le Taxiteur est destiné, on le voit, à fournir à la trousse du chirurgien une collection de trois instruments d'applications diverses, et dont l'expérience se chargera, je l'espère, de faire ressortir l'utilité.

TABLE

Tarbes. — Imp. et lith. Larrieu.